ようこそ診察室へ

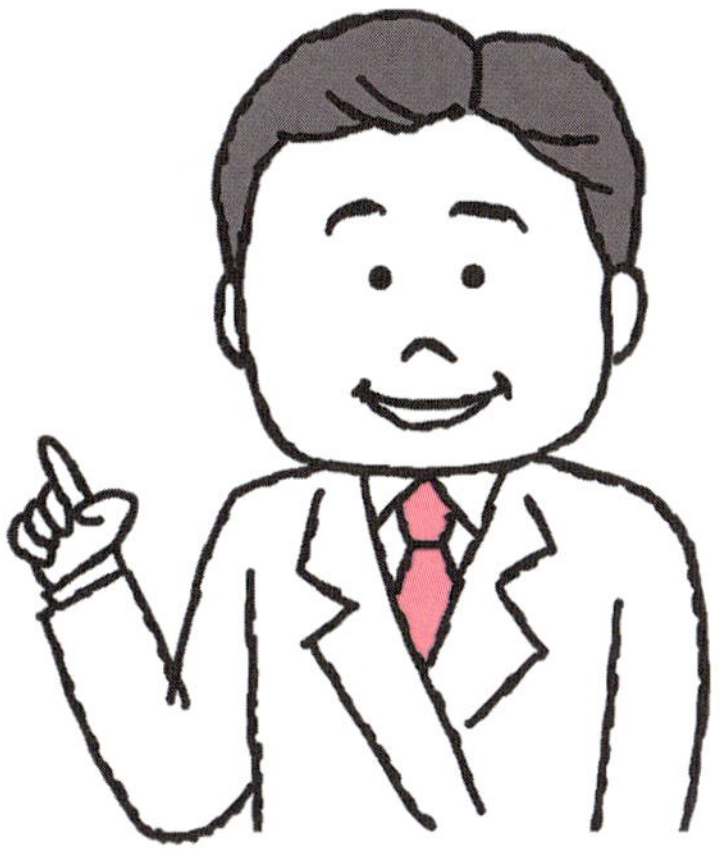

私は、栃木県の無医地区で、
毎日２００人以上の患者さんを診察している内科医です。
専門は消化器で、とくに胃がんについて研究し、
世界で初めて、ピロリ菌に感染した胃粘膜にがんを発生させる
特殊な遺伝子の存在をあきらかにしました。
これまで数多くの患者さんの胃腸を診察し、その悩みに向き合ってきました。
そこでわかったのは、
世の中には2つのタイプの人たちがいるということです。
ふだんから「おなかの存在」を意識している人と、意識しないでいられる人。
そしてそれぞれの生活の質（ＱＯＬ）は雲泥の差だということです。
健康であれば、胃がある、腸があると感じることすらありません。
しかし、この本を手にとられたみなさんは、
いつも「おなかの存在」を感じているのではないでしょうか。
しくしく痛む、もたれる、張っている、キュルキュル鳴る……。
胃腸にトラブルがあると、生活の質は大きく低下します。
それ自体が気にかかりストレスになります。
胃腸は、自律神経と関連して動いているため、
ストレスがおなかの不調を一層強めてしまうのです。

さて、本書で私の診察室にやってくる方々を紹介しましょう。

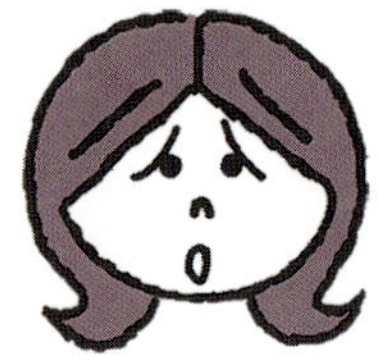

すぐに胃もたれを起こし
食べられなくなるAさん

急な胃痛や下痢に
日々悩まされているBさん

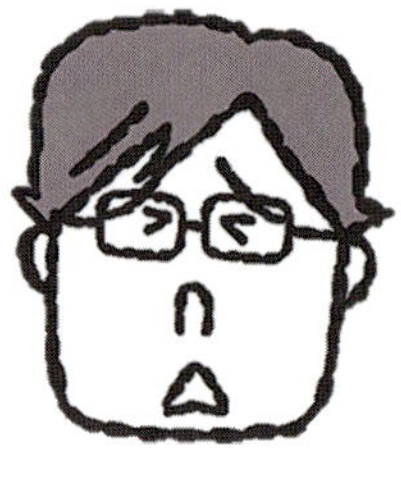

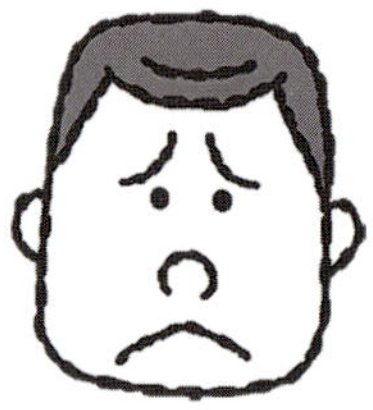

胸焼けや吐き気がおさまらずに
食欲不振のCさん

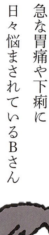

長年胃炎を抱え、
年々症状が悪化しているDさん

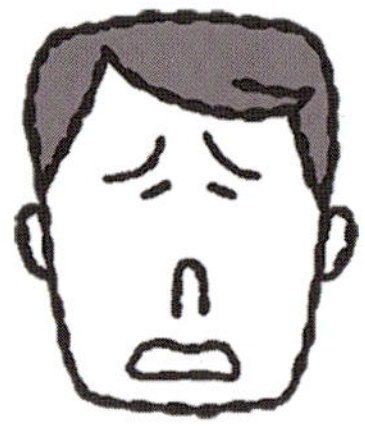

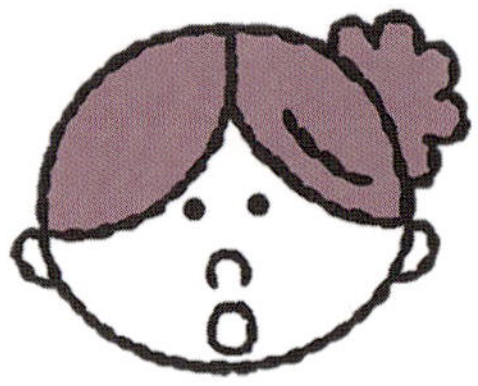

お酒を飲まないのに
肝臓の数値が悪化したEさん

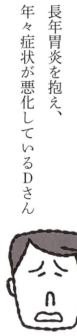

みなさん個々におなかの不調を抱えています。
これまでも、つらいな、おかしいなと思っていたのに、
「きっとこういう体質なのだろう」
「以前、病院でたいしたことないと言われたから」
「こんなことでわざわざ病院に行くのははずかしい」と
きちんとした治療を受けずにすませてきた方々です。
おなかの不調に慣れて放置すれば、胃がんや大腸がん、肝がんなど
最悪の場合、いのちを落とす病気を招きかねません。
胃腸の病気に関する研究は、日々更新されています。
より精密な検査、より効果的な薬がたくさん登場しています。
専門医にかかり、適切な検査を受ければ
不調を治療し、改善させることができます。
本書を手にとってくださったことをきっかけに、
一度はあきらめていたおなかの不調に向き合い、治していきましょう。
不調に悩まなくていい、爽快な毎日が手に入ります。
胃腸が快調なら、あなたの人生まで好転し、
楽しく幸せなものになるはずです。

医学博士・江田クリニック院長
江田 証

『おなかの弱い人の胃腸トラブル』もくじ

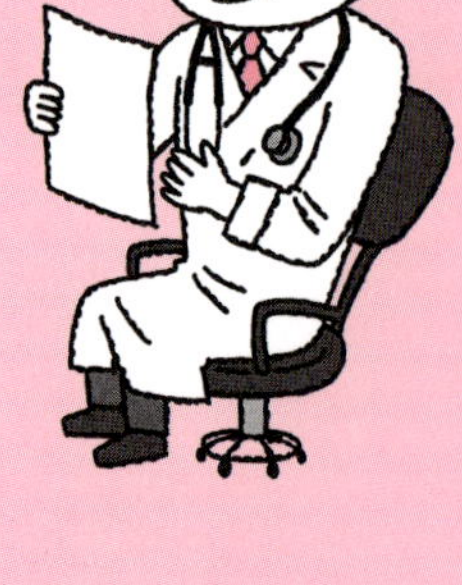

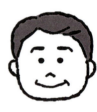

CONTENTS

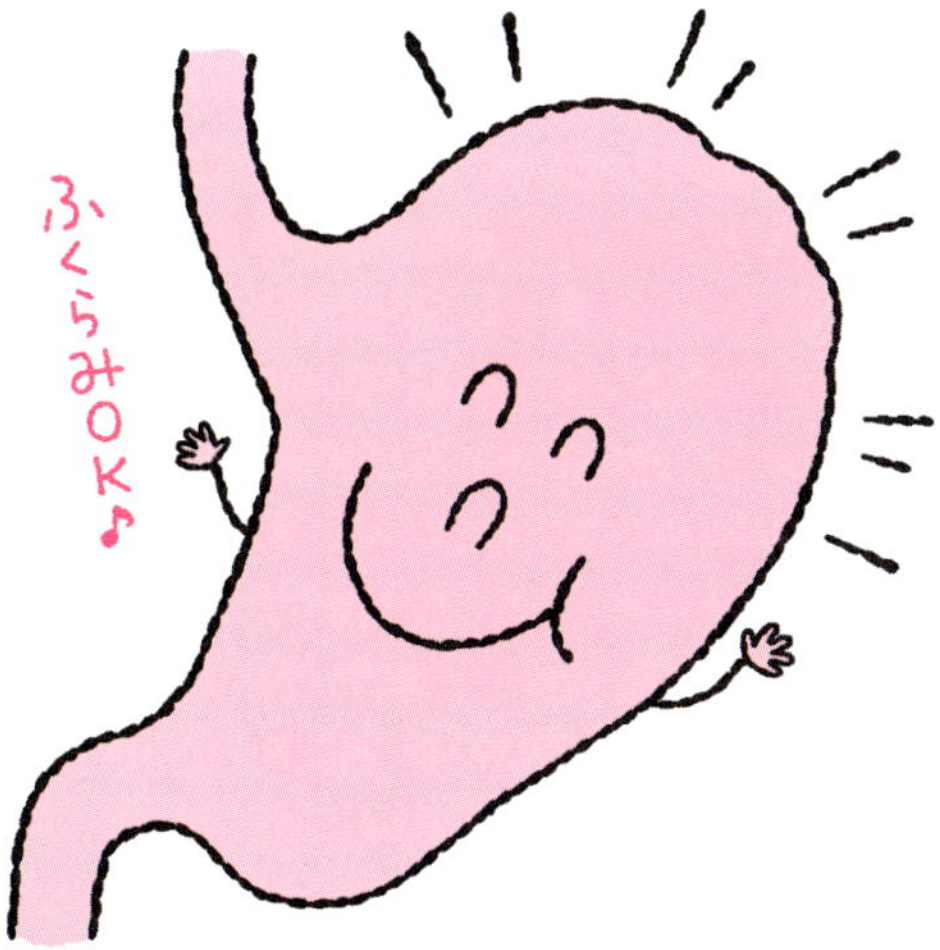

PART 3

PART 4

CONTENTS

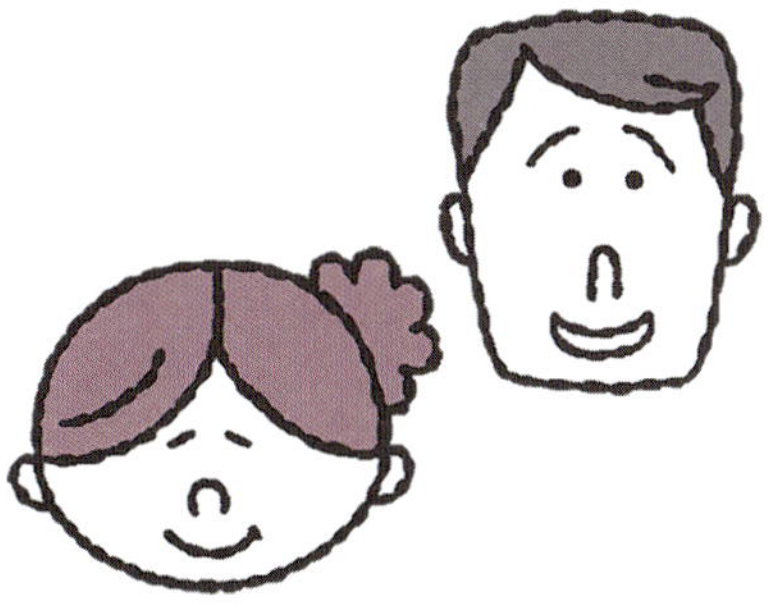

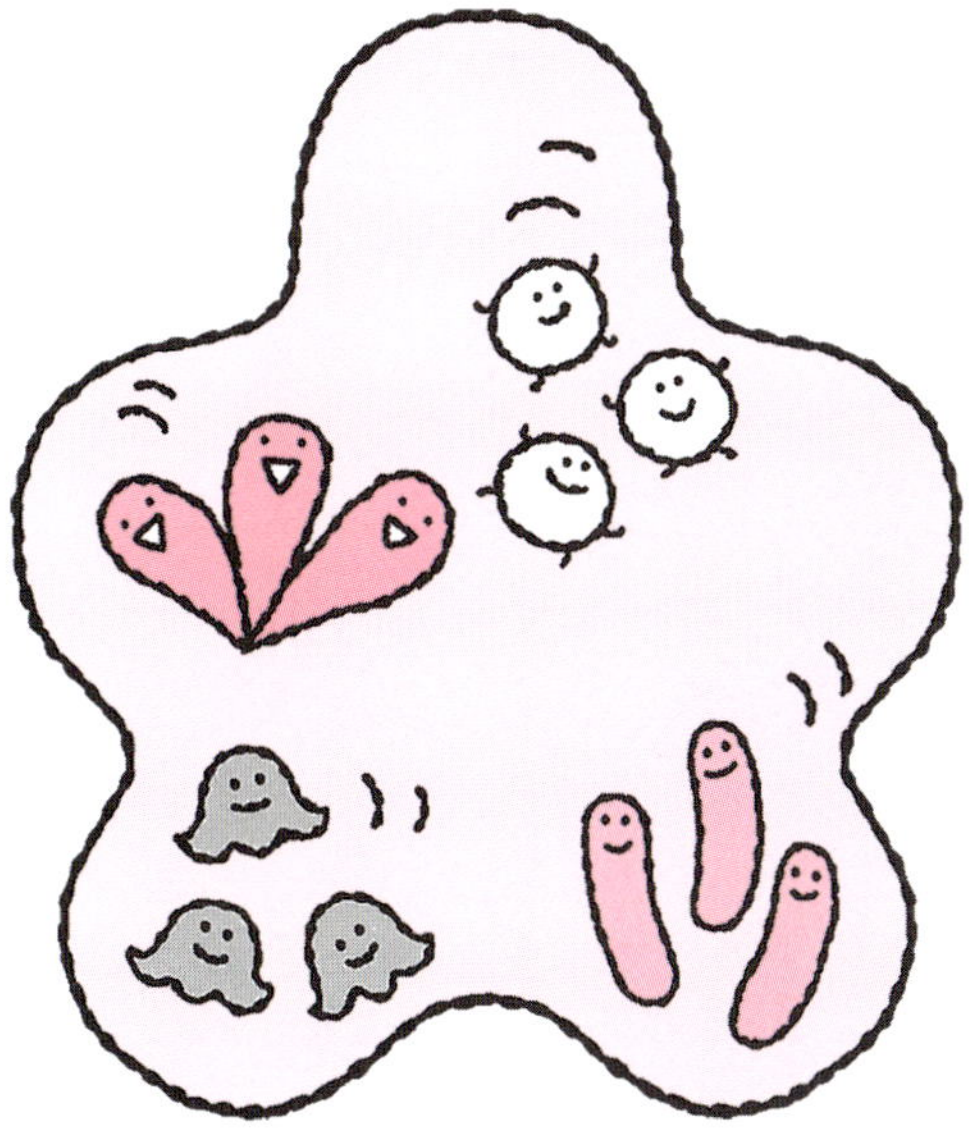

CONTENTS

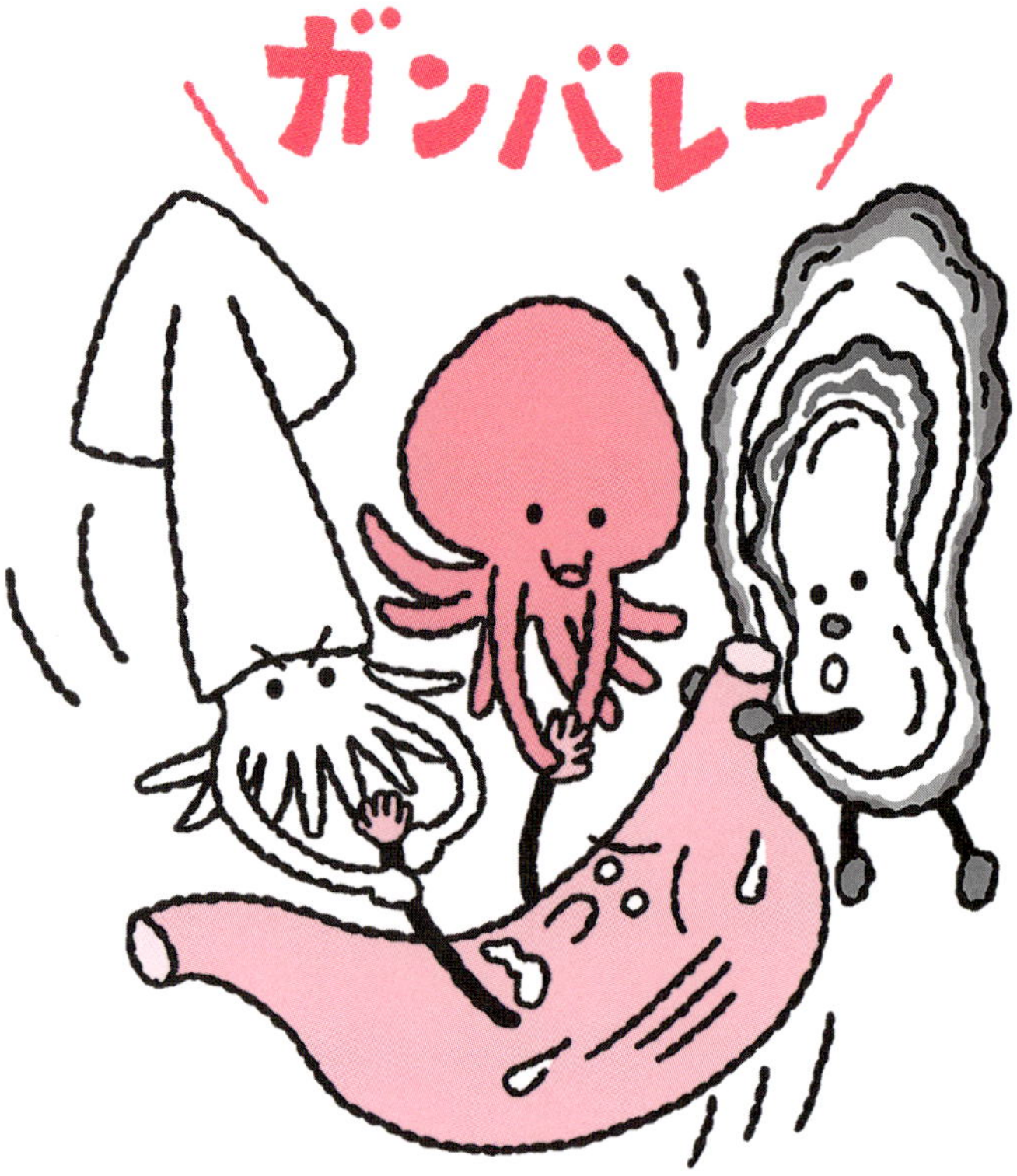

異常なしでも
放置はダメ！

じつは治せる

“おなかの弱い人”の胃腸トラブル

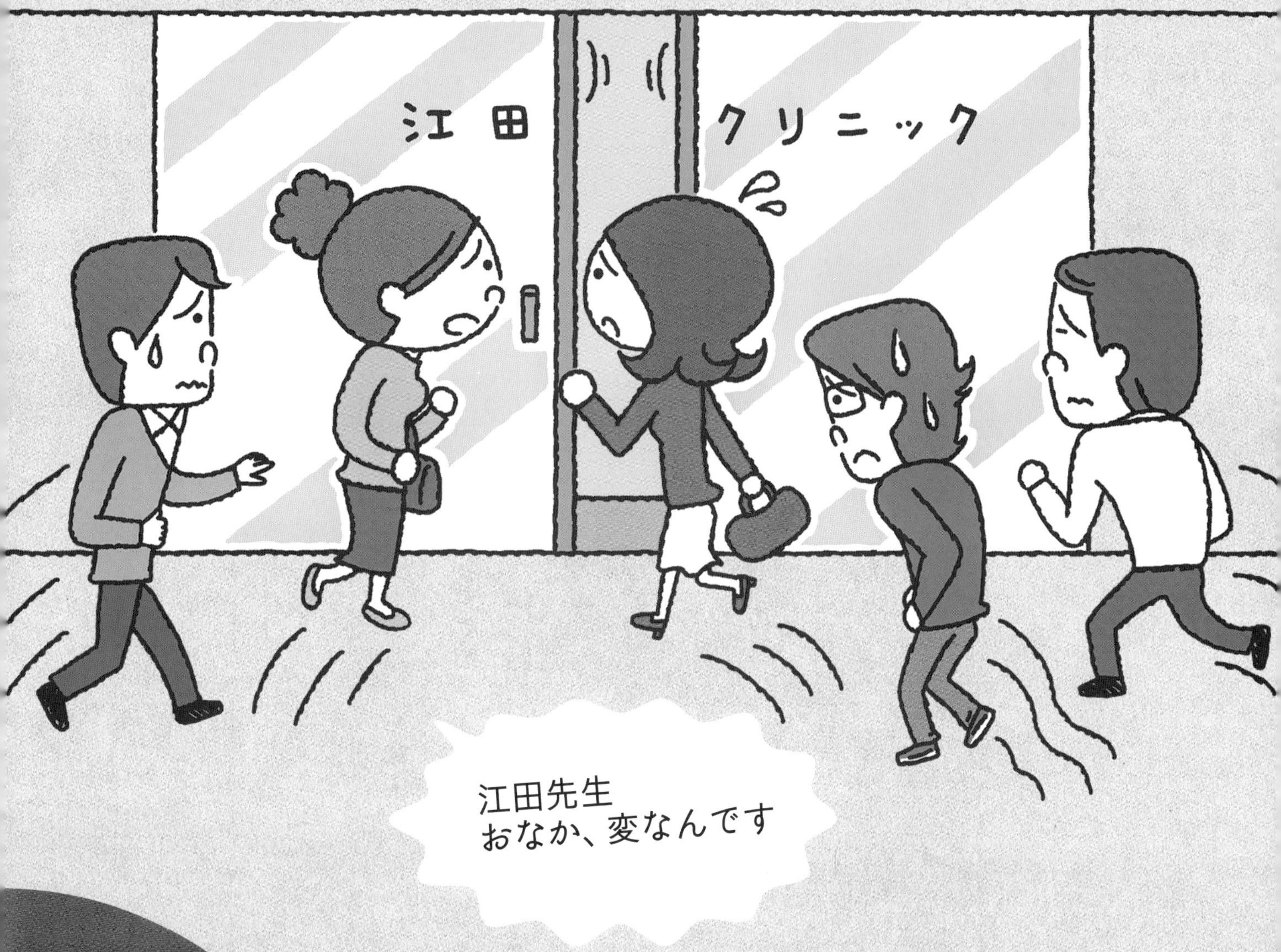

PART 1

助けて！江田先生

CASE 1

「胃もたれ、ムカつき。食後の腹痛が気になり、食べたくても食べられないんです」

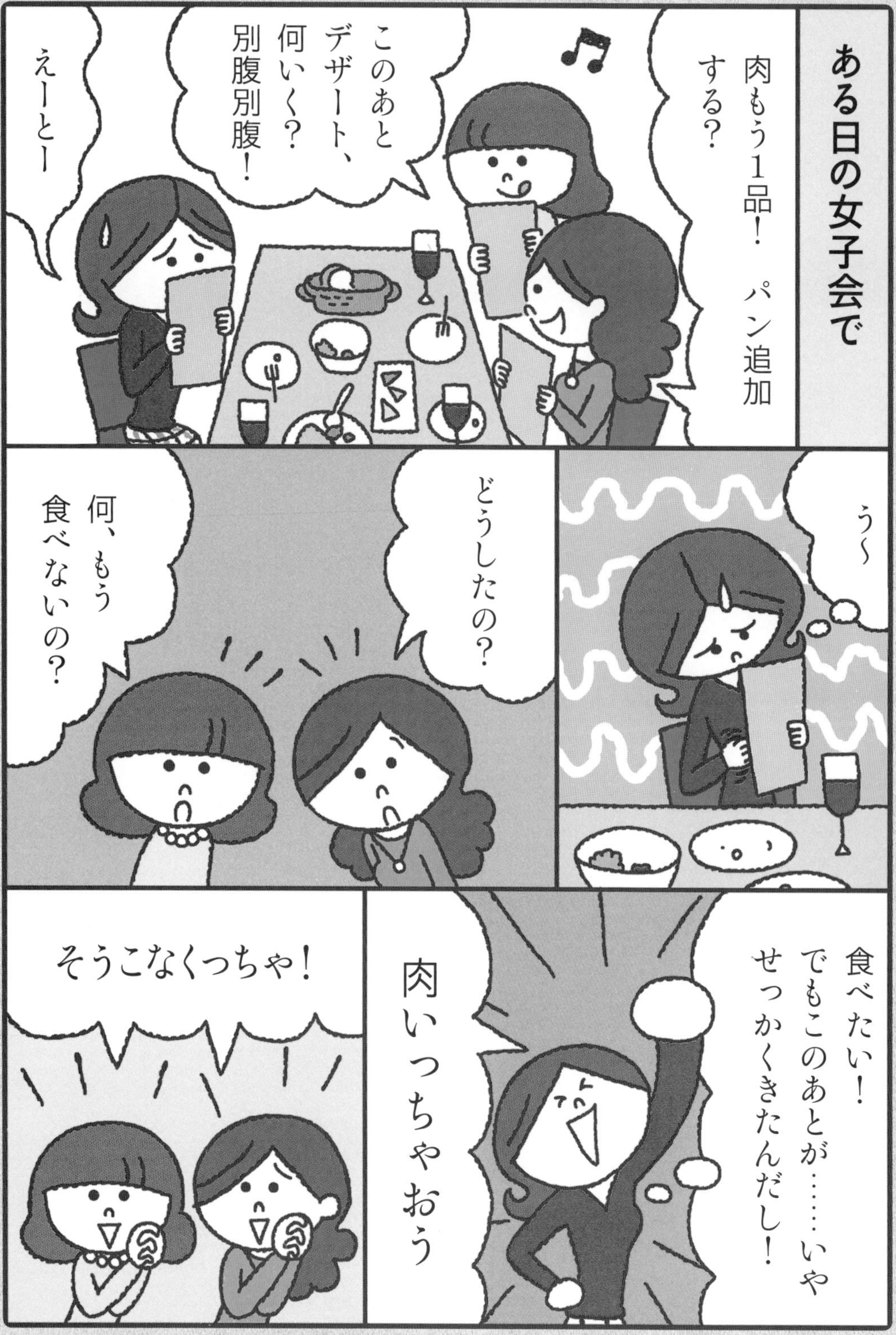
ある日の女子会で
肉もう1品！ パン追加する？
このあとデザート、何いく？別腹別腹！
えーとー
う～
どうしたの？
何、もう食べないの？
食べたい！
でもこのあとが……いや
せっかくきたんだし！
肉いっちゃおう
そうこなくっちゃ！

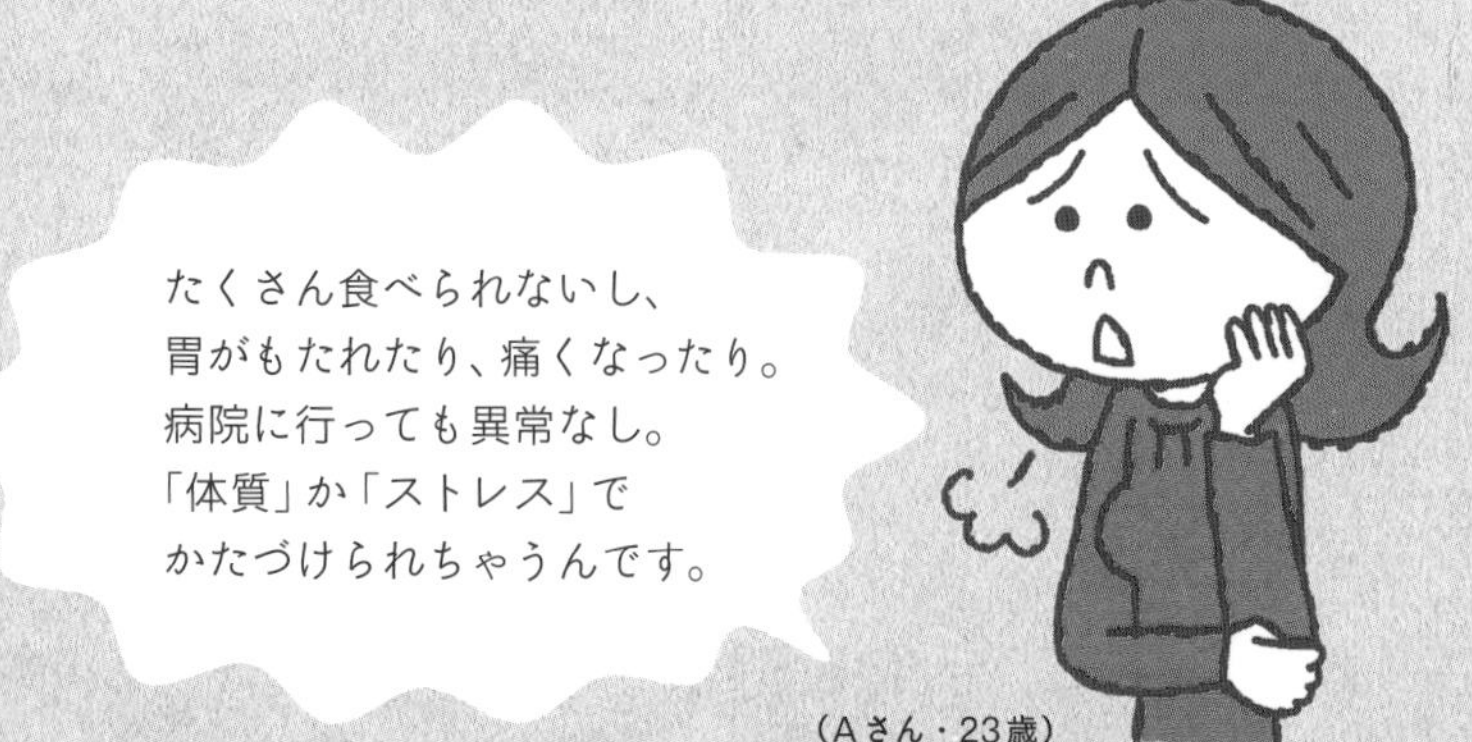
たくさん食べられないし、
胃がもたれたり、痛くなったり。
病院に行っても異常なし。
「体質」か「ストレス」で
かたづけられちゃうんです。

（Aさん・23歳）

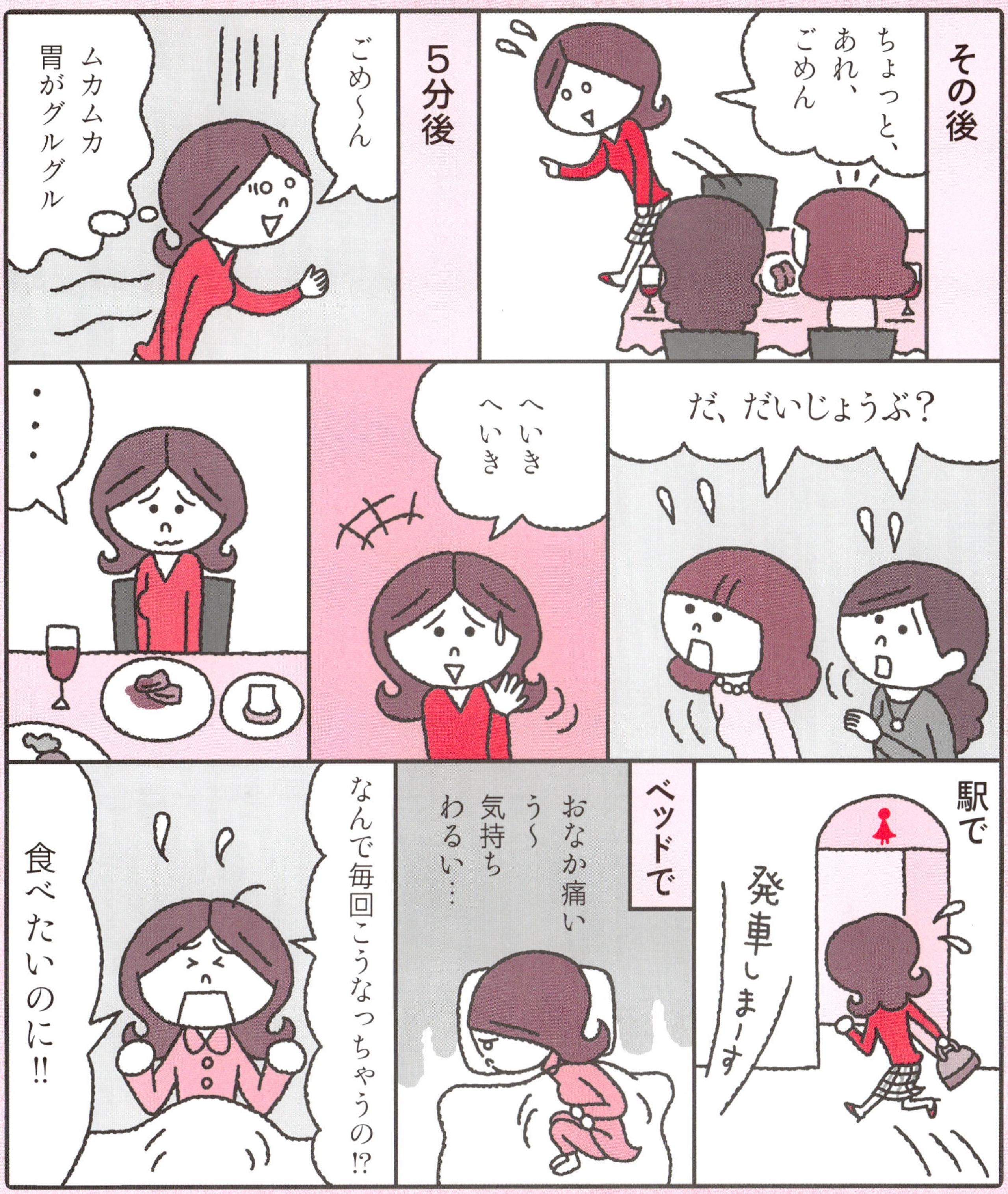
その後
ちょっと、あれ、ごめん
5分後
ごめ〜ん
ムカムカ 胃がグルグル
だ、だいじょうぶ?
へいきへいき
・・・
駅で
発車しま〜す
ベッドで
おなか痛い う〜 気持ちわるい…
なんで毎回こうなっちゃうの!?
食べたいのに!!

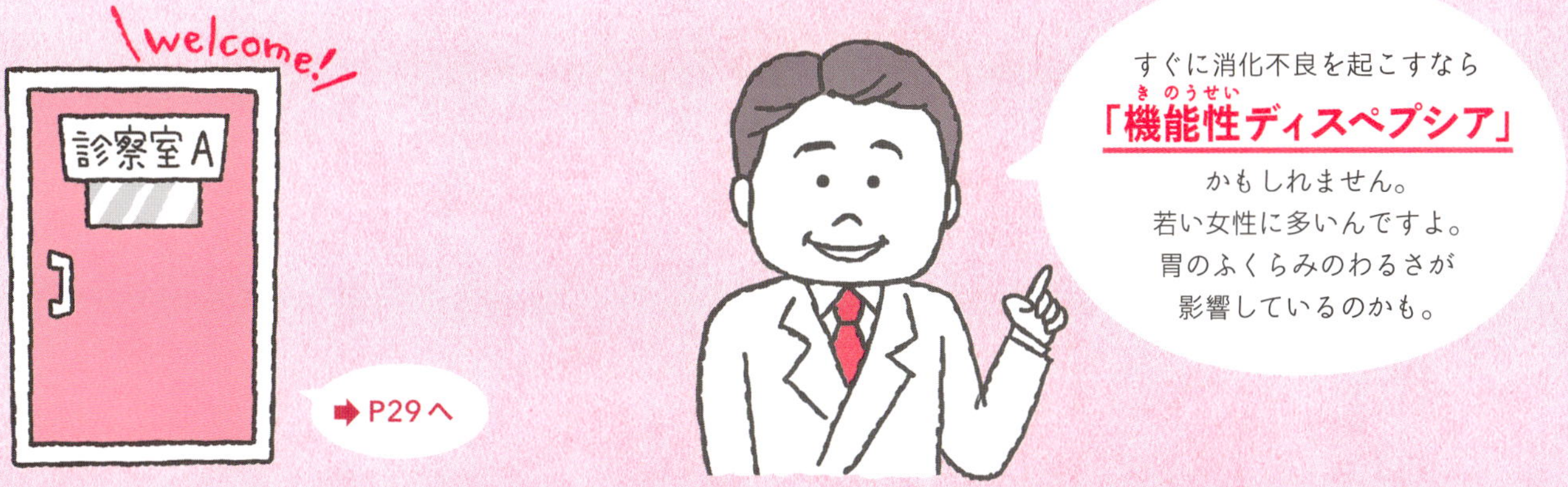
\welcome!/
診察室A
すぐに消化不良を起こすなら
「機能性《きのうせい》ディスペプシア」
かもしれません。
若い女性に多いんですよ。
胃のふくらみのわるさが
影響しているのかも。

➡P29へ

助けて！ 江田先生

CASE 2

「緊張するとすぐに下痢。通勤途中の駅のトイレはだいたい把握しています」

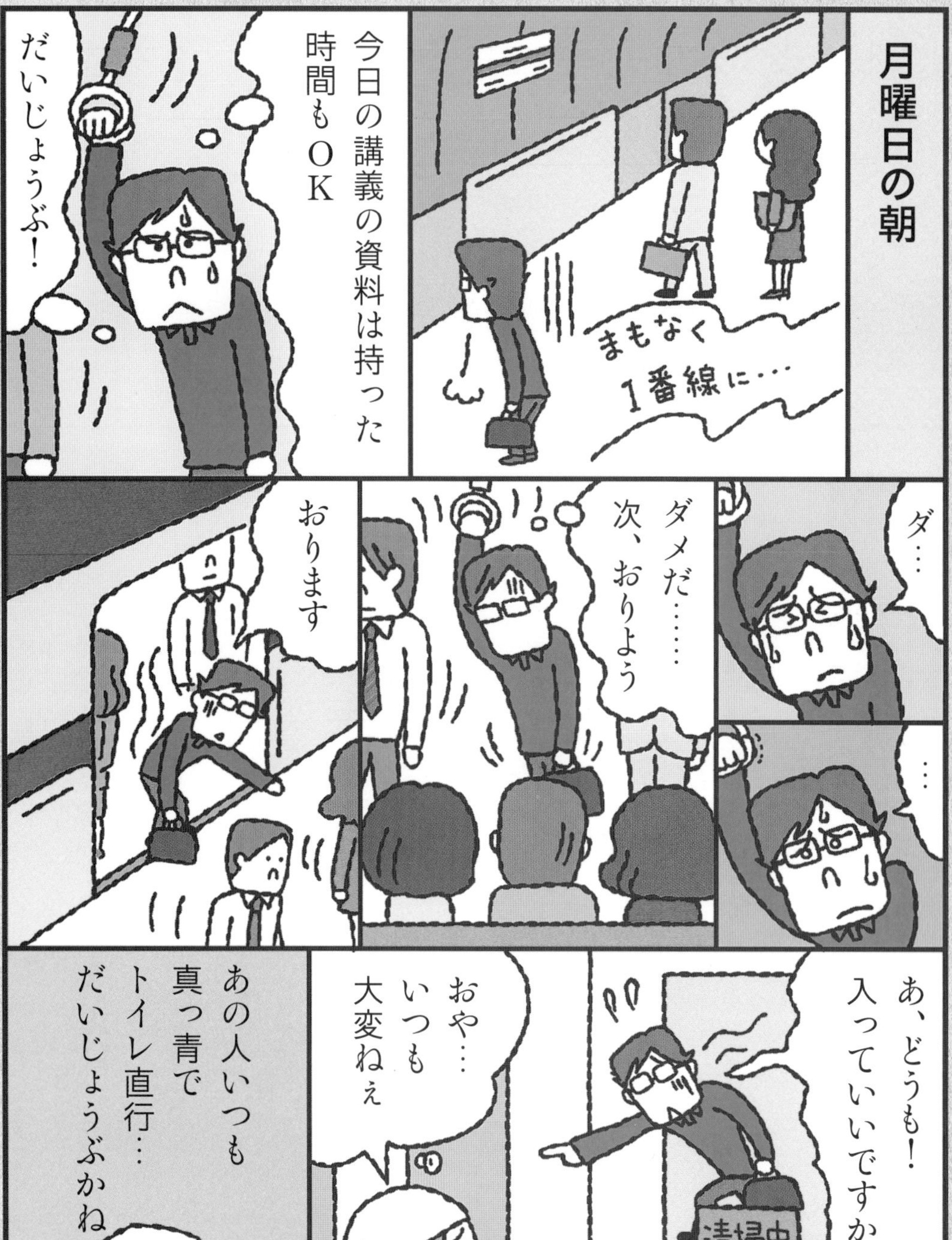
月曜日の朝
まもなく
1番線に・・・
今日の講義の資料は持った
時間もOK
だいじょうぶ！
ダ・・・
・・・
ダメだ……
次、おりよう
おります
あ、どうも！
入っていいですか
清掃中
おや・・・
いつも
大変ねぇ
あの人いつも
真っ青で
トイレ直行…
だいじょうぶかね

10代のころから緊張すると
おなかを下しちゃうんです。
月の３分の１は、腹痛や下痢。
最近、大学の非常勤講師を始めたの
ですが、僕、講義が苦手で……。
出勤日が憂うつです。

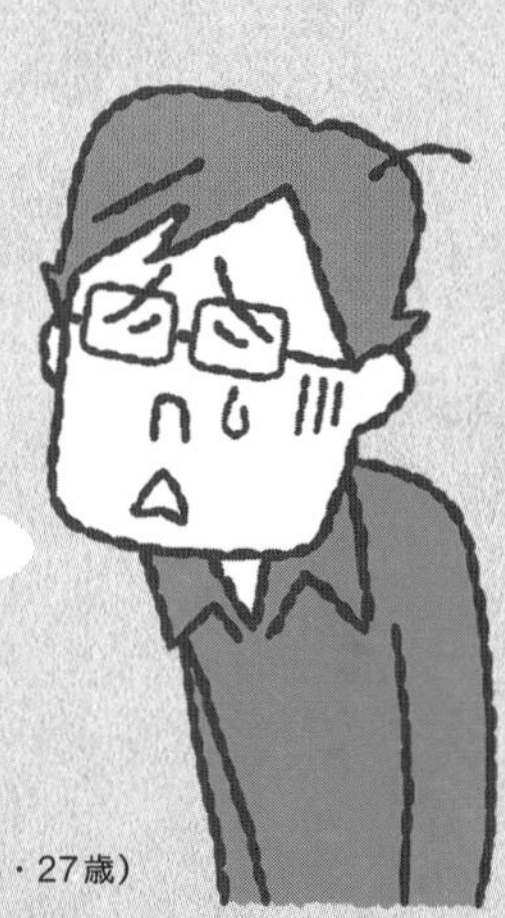

（Bさん・27歳）

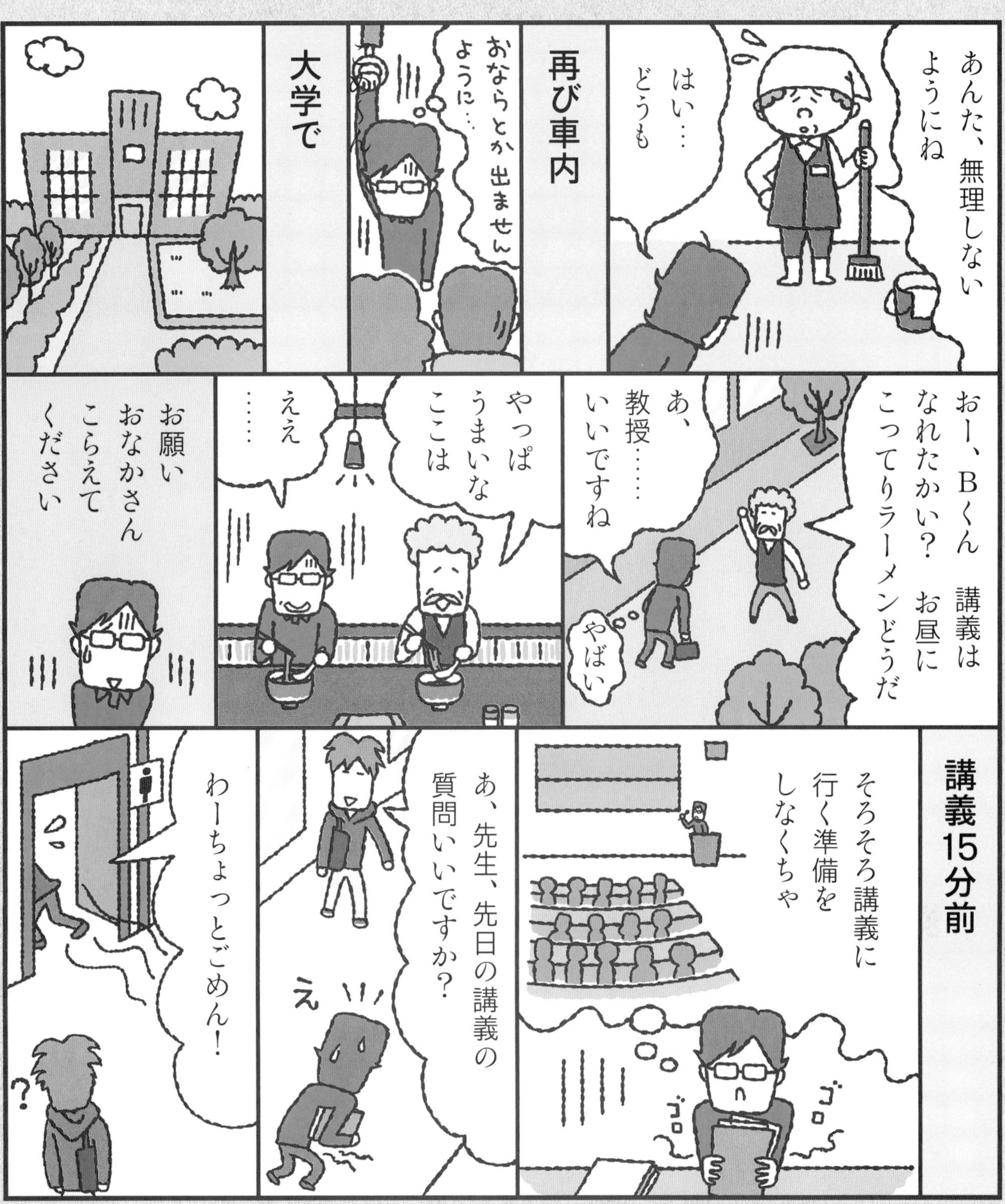
あんた、無理しないようにね
はい…どうも
再び車内
おならとか出ませんように…
大学で
おー、Bくん 講義はなれたかい？ お昼にこってりラーメンどうだ
あ、教授……いいですね
やばい
やっぱうまいなここは
ええ……
お願いおなかさんこらえてください
講義15分前
そろそろ講義に行く準備をしなくちゃ
ゴロ
ゴロ
あ、先生、先日の講義の質問いいですか？
え
わーちょっとごめん！
?

welcome!
診察室B

➡P39へ

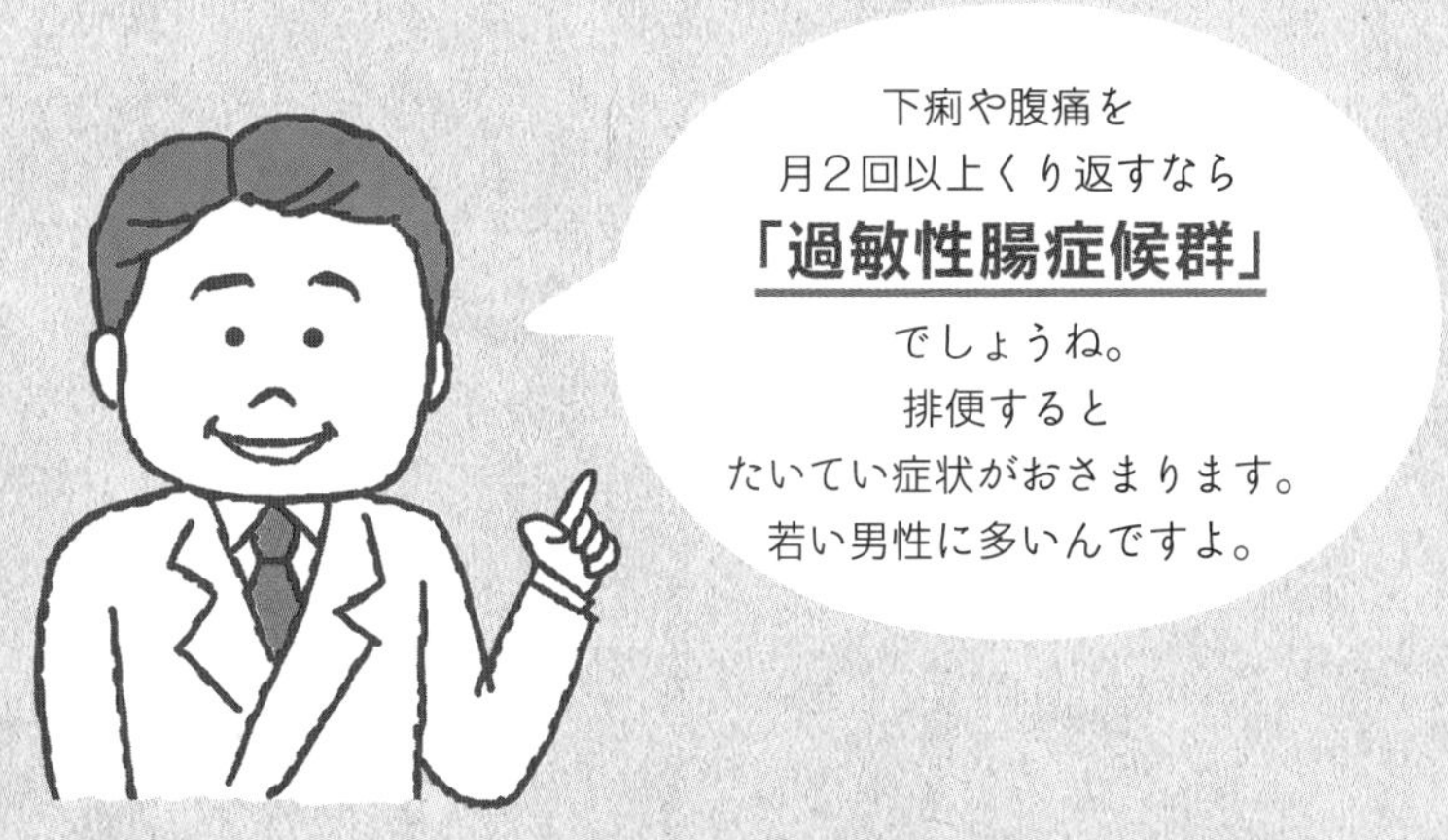
下痢や腹痛を月２回以上くり返すなら
「過敏性腸症候群」
でしょうね。
排便すると
たいてい症状がおさまります。
若い男性に多いんですよ。

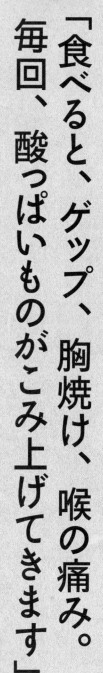

助けて！江田先生

CASE 3

「食べると、ゲップ、胸焼け、喉の痛み。毎回、酸っぱいものがこみ上げてきます」

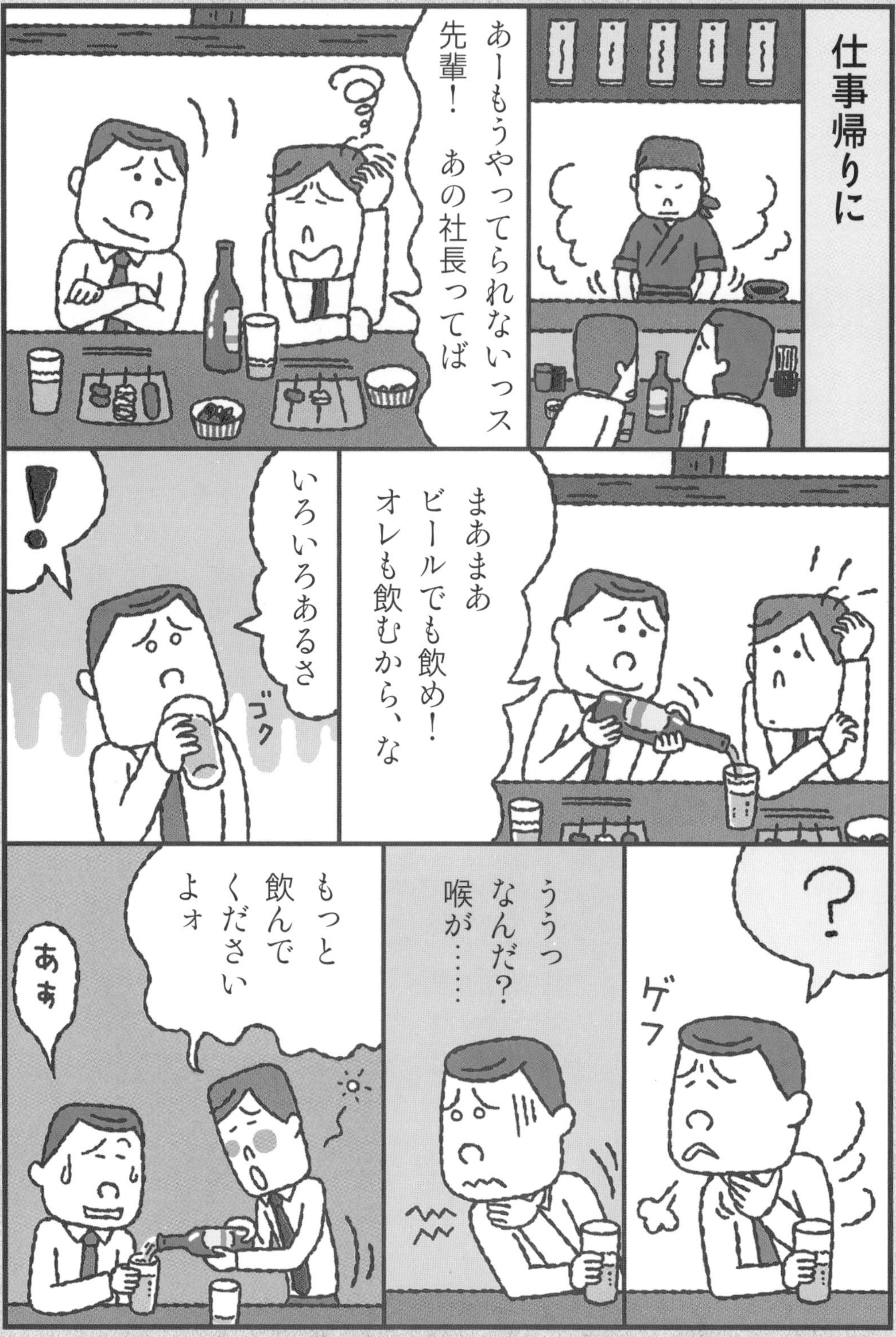
仕事帰りに
あーもうやってられないっス 先輩！ あの社長ってば
まあまあ ビールでも飲め！ オレも飲むから、な
いろいろあるさ
ゴク
！
？
ゲフ
ううっ なんだ？ 喉が……
もっと 飲んで くださいよォ
あぁ

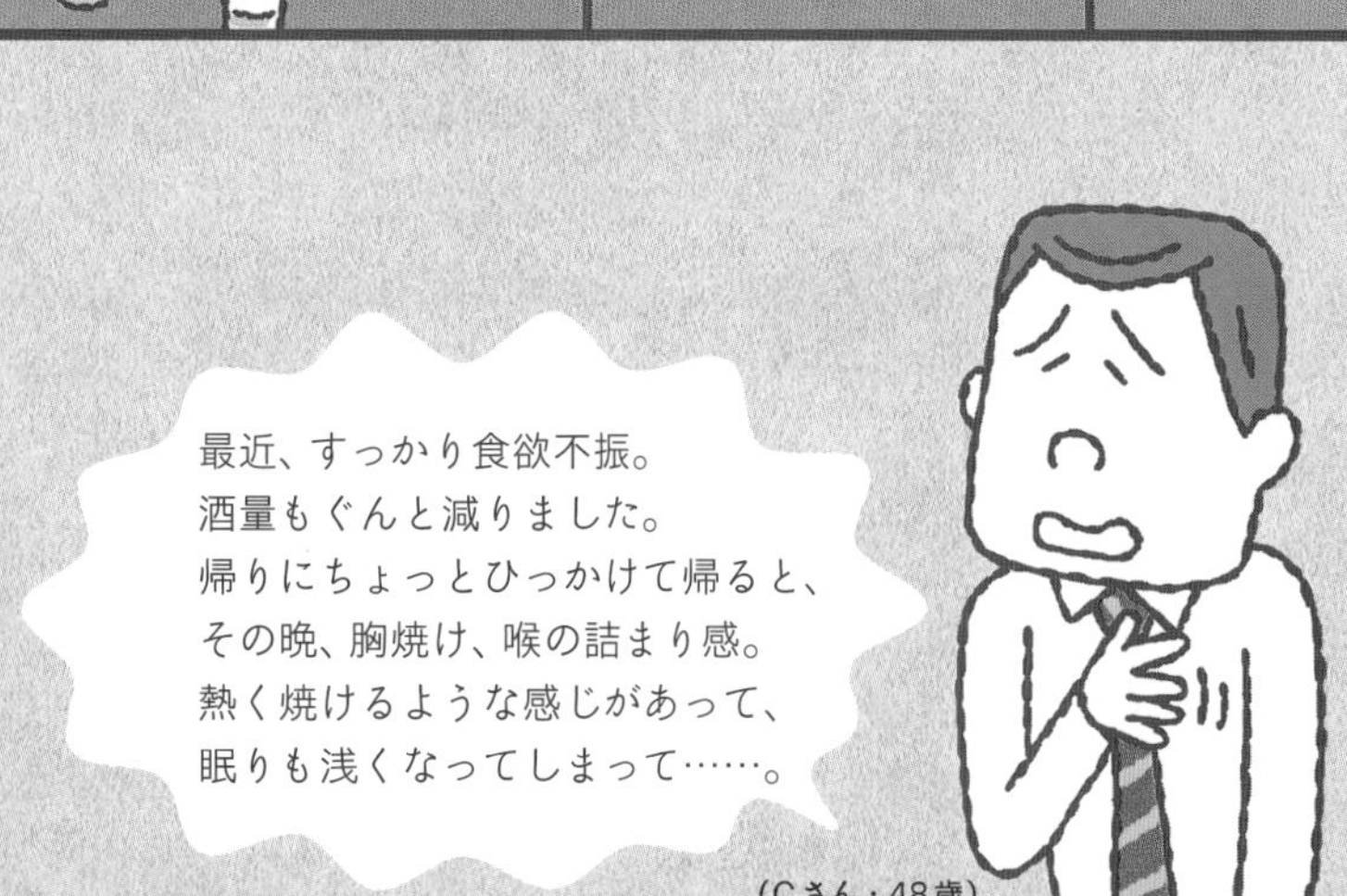
最近、すっかり食欲不振。
酒量もぐんと減りました。
帰りにちょっとひっかけて帰ると、
その晩、胸焼け、喉の詰まり感。
熱く焼けるような感じがあって、
眠りも浅くなってしまって……。

（Cさん・48歳）

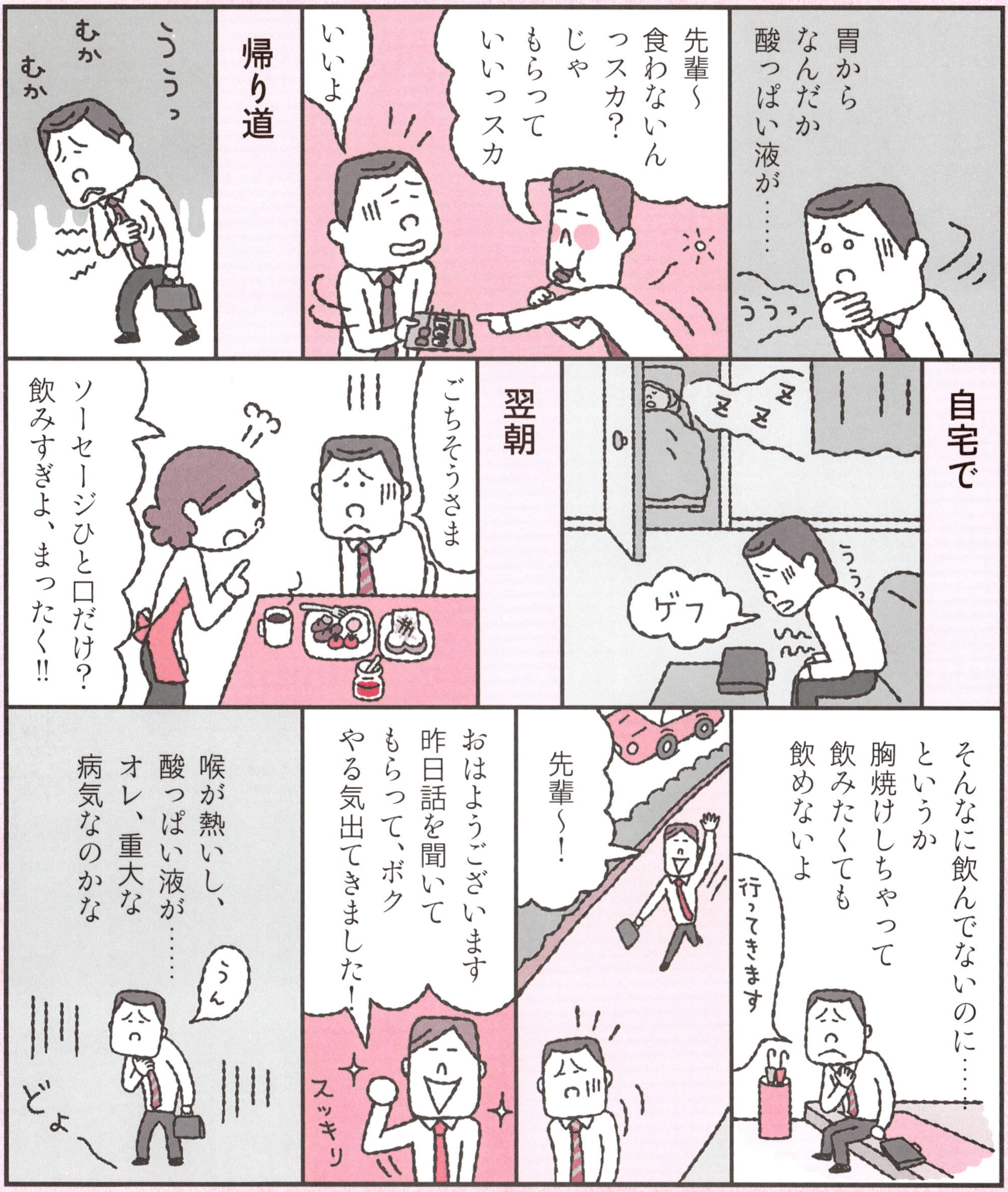
胃から なんだか 酸っぱい液が……
うぅっ
先輩～ 食わないんっスカ？ じゃ もらって いいっスカ
いいよ
帰り道
うぅっ
むかむか
自宅で
ZZZ
うぅっ
ゲフ
翌朝
ごちそうさま
ソーセージひと口だけ？ 飲みすぎよ、まったく!!
そんなに飲んでないのに…… というか 胸焼けしちゃって 飲みたくても 飲めないよ
行ってきます
先輩～！
おはようございます 昨日話を聞いて もらって、ボク やる気出てきました！
スッキリ
喉が熱いし、酸っぱい液が…… オレ、重大な 病気なのかな
うん
どよ～ん

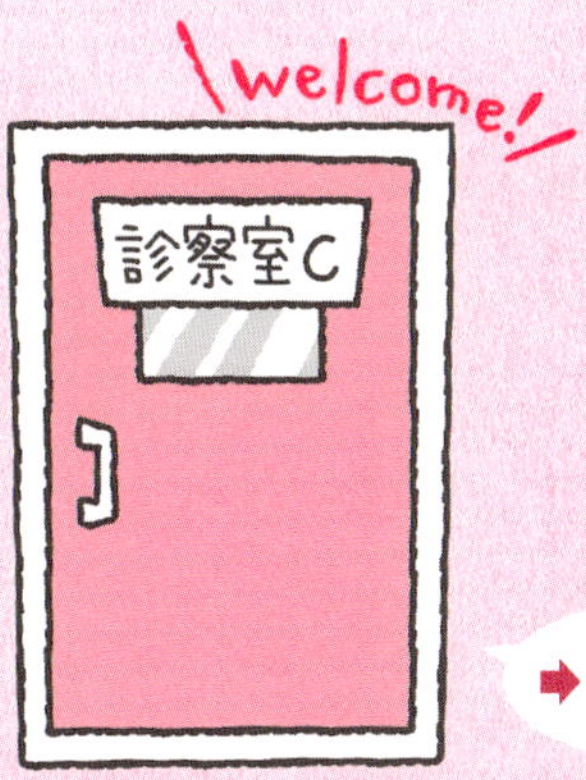
welcome!
診察室C

➡P49へ

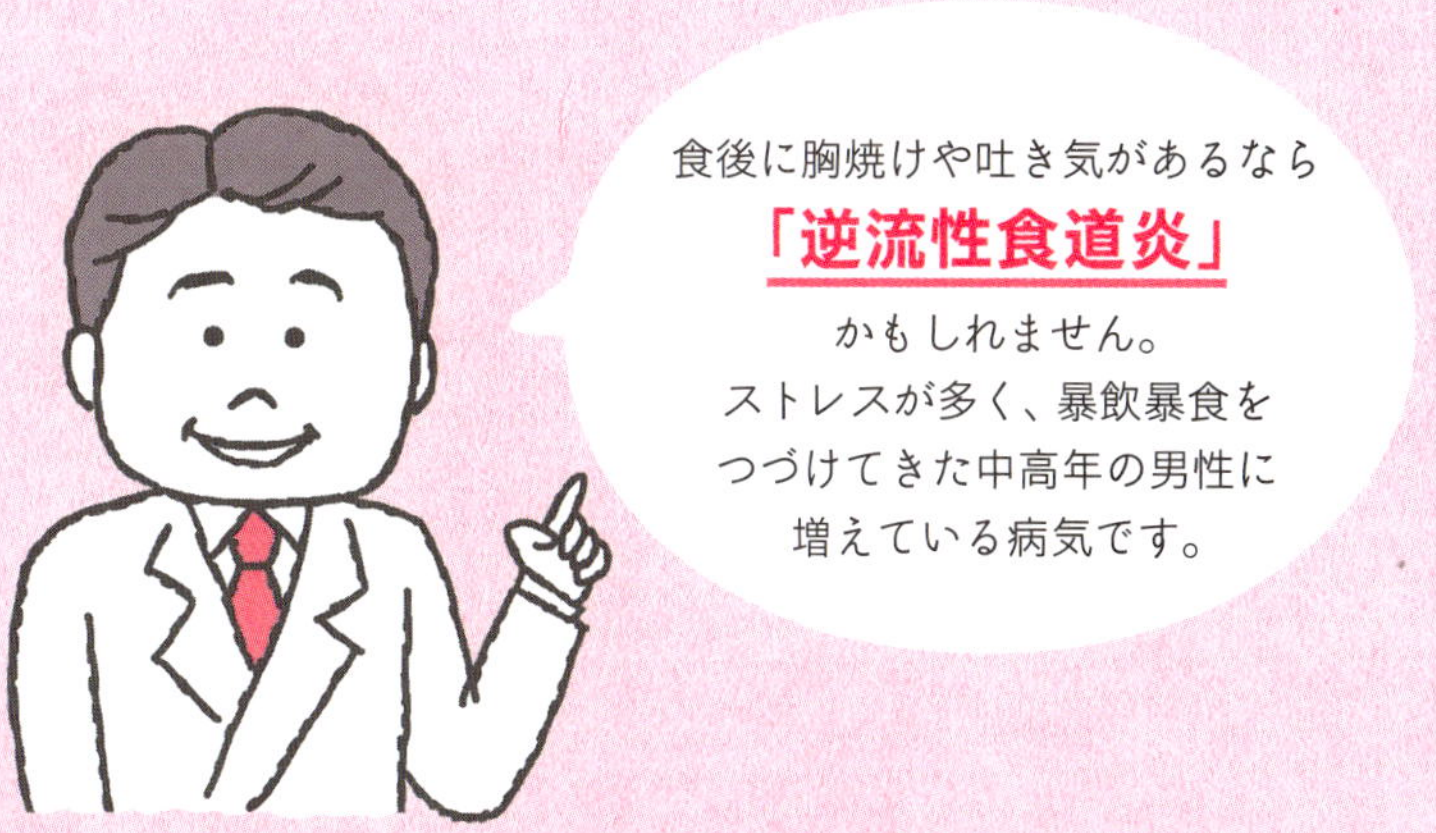
食後に胸焼けや吐き気があるなら
「逆流性食道炎」
かもしれません。
ストレスが多く、暴飲暴食を
つづけてきた中高年の男性に
増えている病気です。

助けて！江田先生

CASE 4

「夫婦そろって、おなかの調子が年々わるくなってきて……」

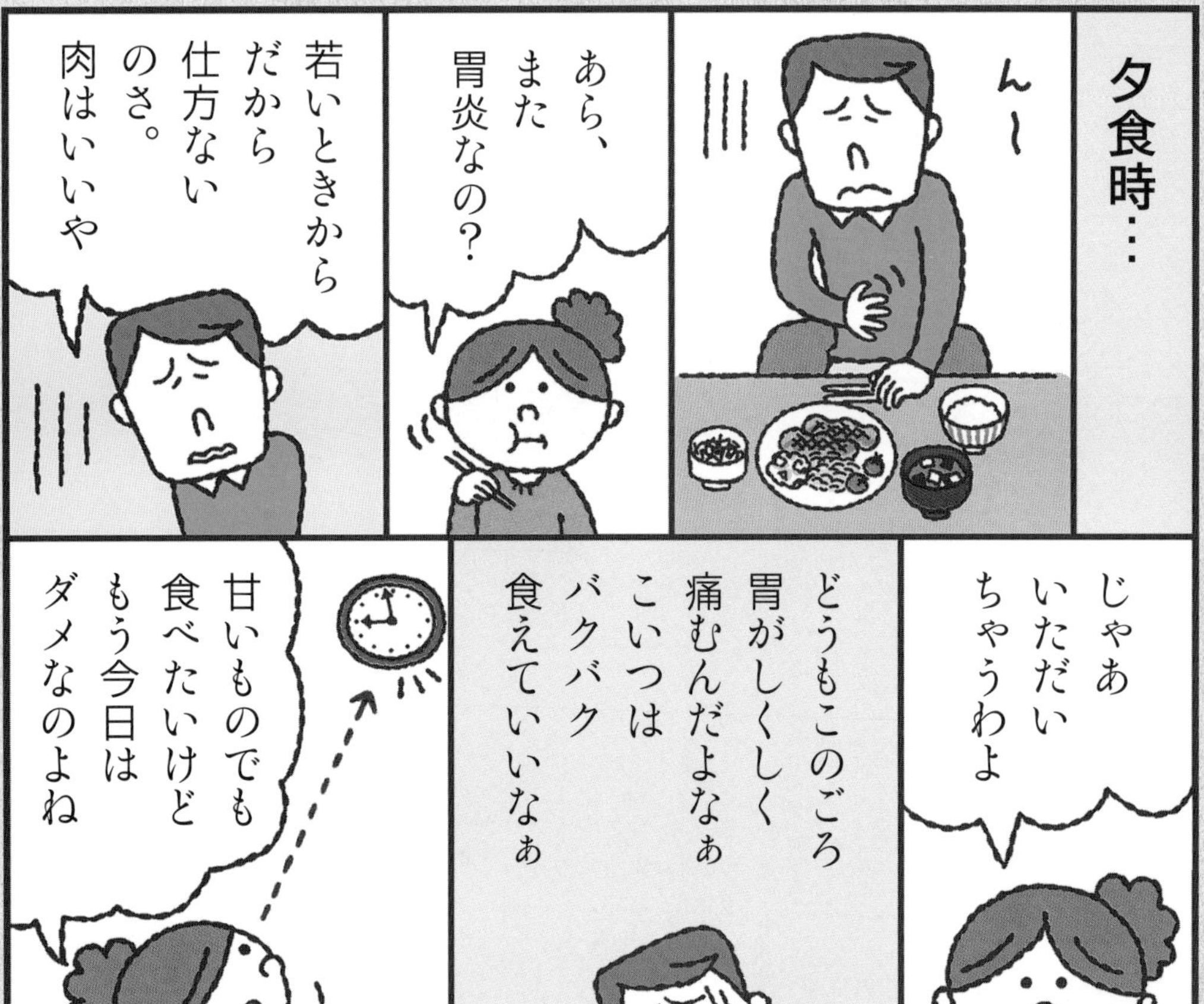

夕食時…
んー
あら、また胃炎なの？
若いときからだから仕方ないのさ。肉はいいや
じゃあいただいちゃうわよ
どうもこのごろ胃がしくしく痛むんだよなぁ　こいつはバクバク食えていいなぁ
チラ
甘いものでも食べたいけどもう今日はダメなのよね
まだ食べる気だったのか？
なんで？
ほら明日は健診なの
あ

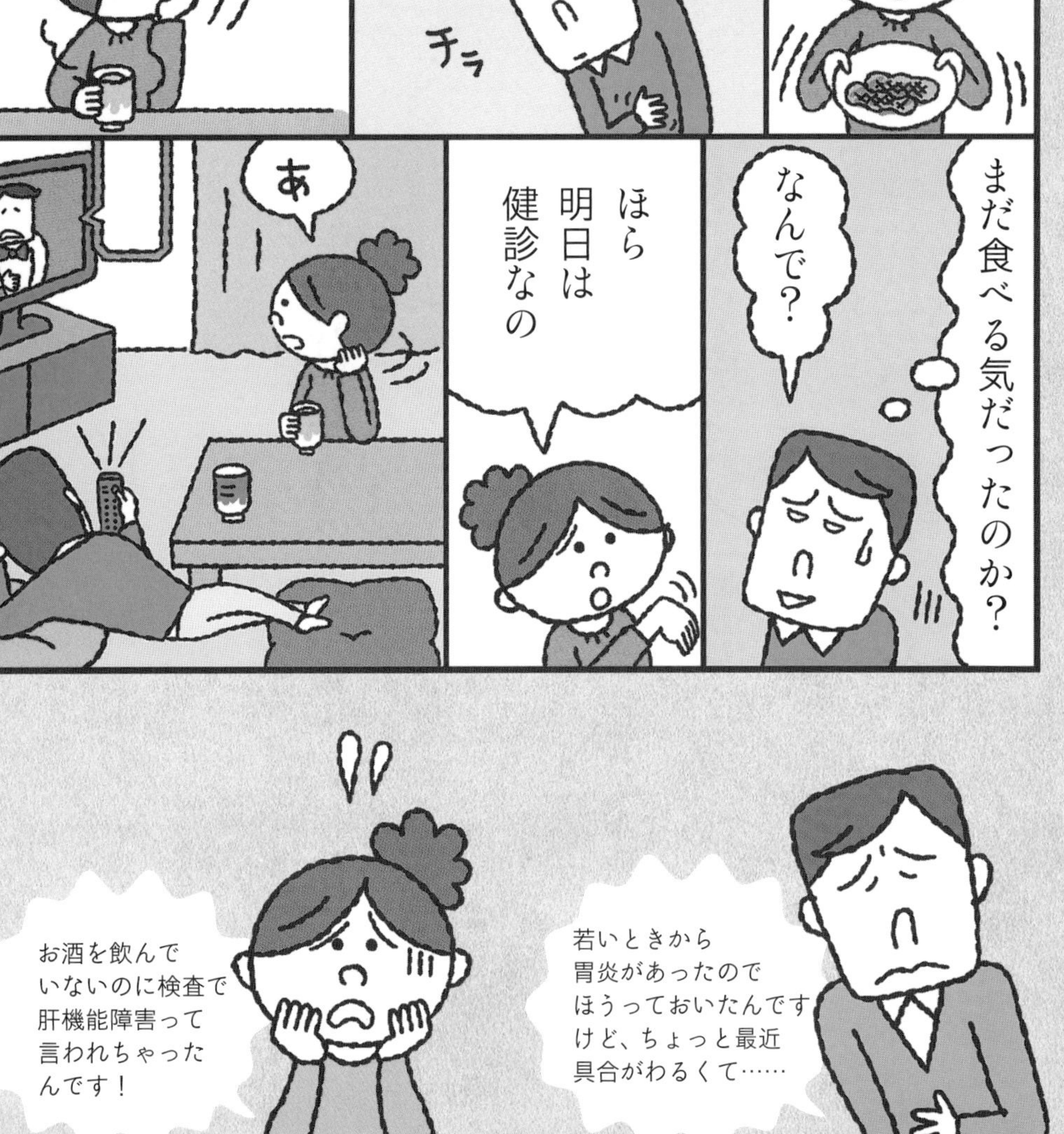

若いときから胃炎があったのでほうっておいたんですけど、ちょっと最近具合がわるくて……
(Dさん・58歳)
お酒を飲んでいないのに検査で肝機能障害って言われちゃったんです！
(Eさん・55歳)

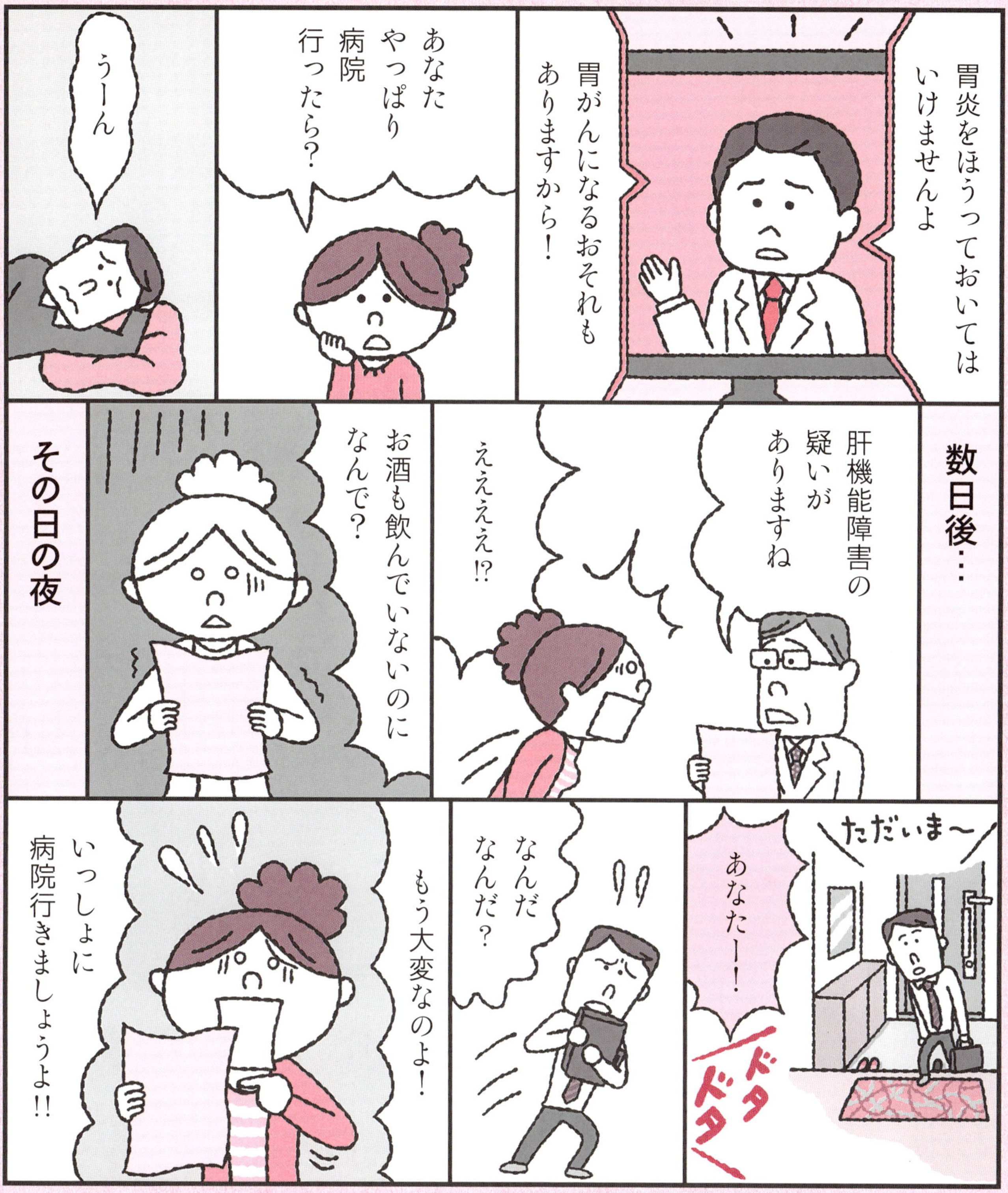
胃炎をほうっておいてはいけませんよ
胃がんになるおそれもありますから！
あなたやっぱり病院行ったら？
うーん
数日後…
肝機能障害の疑いがありますね
ええええ!?
お酒も飲んでいないのになんで？
その日の夜
ただいま〜
あなたー！
ドタドタ
なんだなんだ？
もう大変なのよ！
いっしょに病院行きましょうよ!!

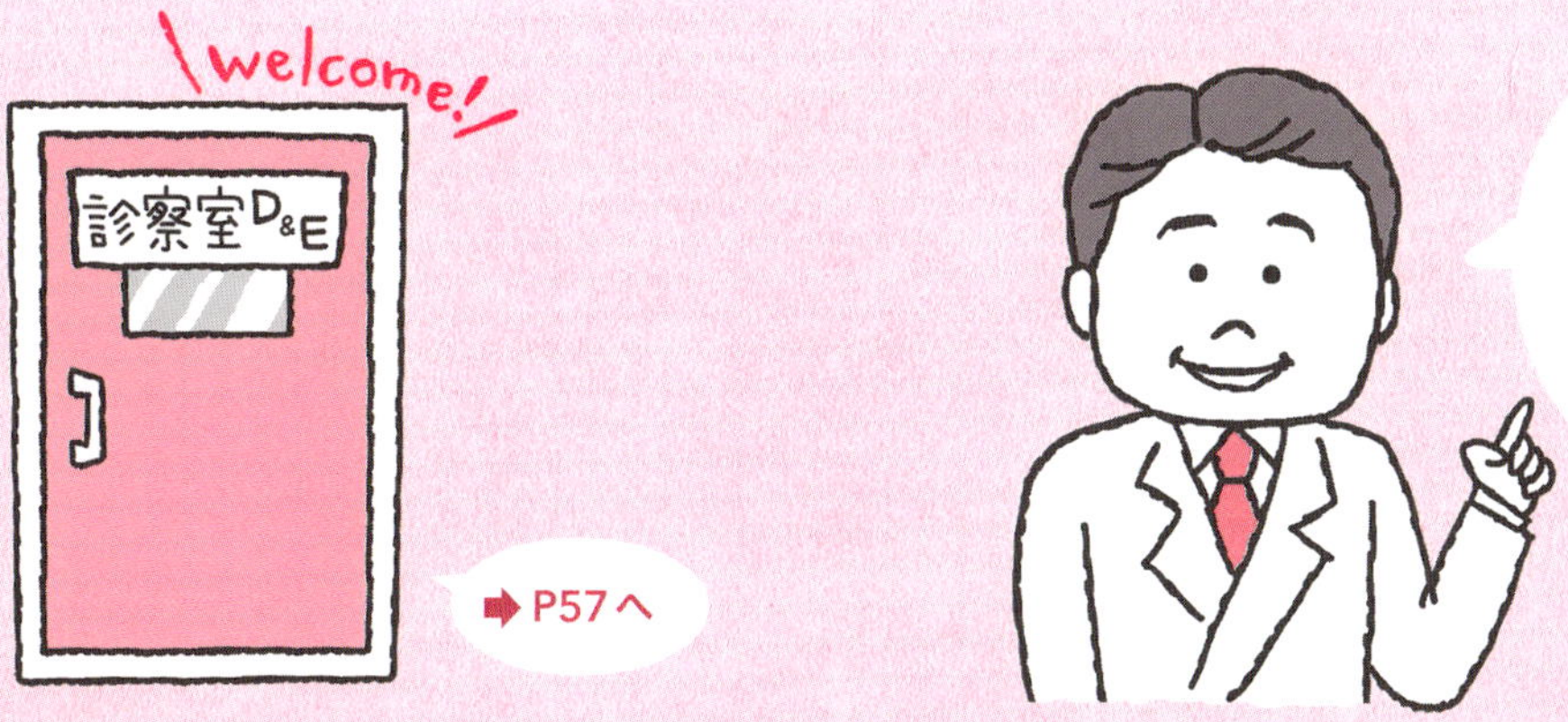
welcome!!
診察室D&E

ご主人も奥様も
「加齢による胃腸トラブル」ですね。
胃がんや大腸がん、肝がんなどの原因にもなりますから放置は禁物です。

P57へ

「体質だから」ですまさずに、医療機関へ

1 胃腸科、消化器科を受診

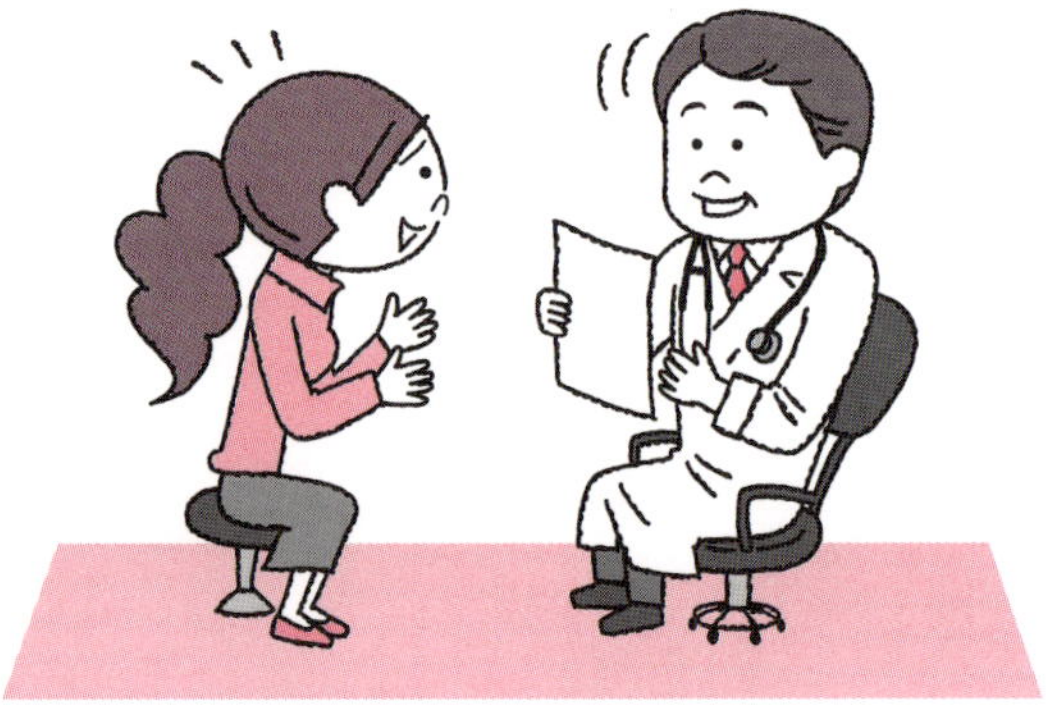

「おなかが弱い」と自覚していても、病院に行くのを躊躇している人はたくさんいます。受診したことがない人はもちろん、過去に医療機関で「問題ない」と言われた人も、いま現在不調が改善されていないなら、かならず胃腸科、消化器科など胃腸の問題を専門的に扱う診療科を受診しましょう。

2 最新の方法で検査を受ける

医療機関では、問診後、必要があれば検査が行われます。CASE 1～4に当てはまる人は、検査でピロリ菌（P20）の有無を確認してください。さらに内視鏡検査や超音波検査で、胃腸の中の様子やその他の臓器の状態を確認します。胃腸の病気の研究は日進月歩。以前受けた検査から３年以上たっていたら受け直したほうがいいでしょう。

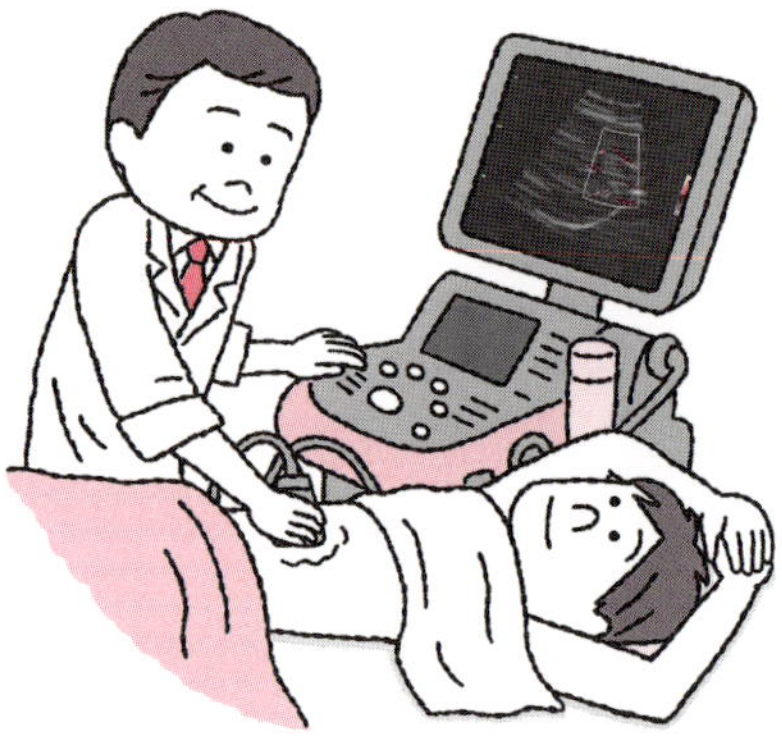

3 病名をはっきりさせる

検査のあとで、病名が確定します。不調の原因をあきらかにして、治療の方針を立てていきます。

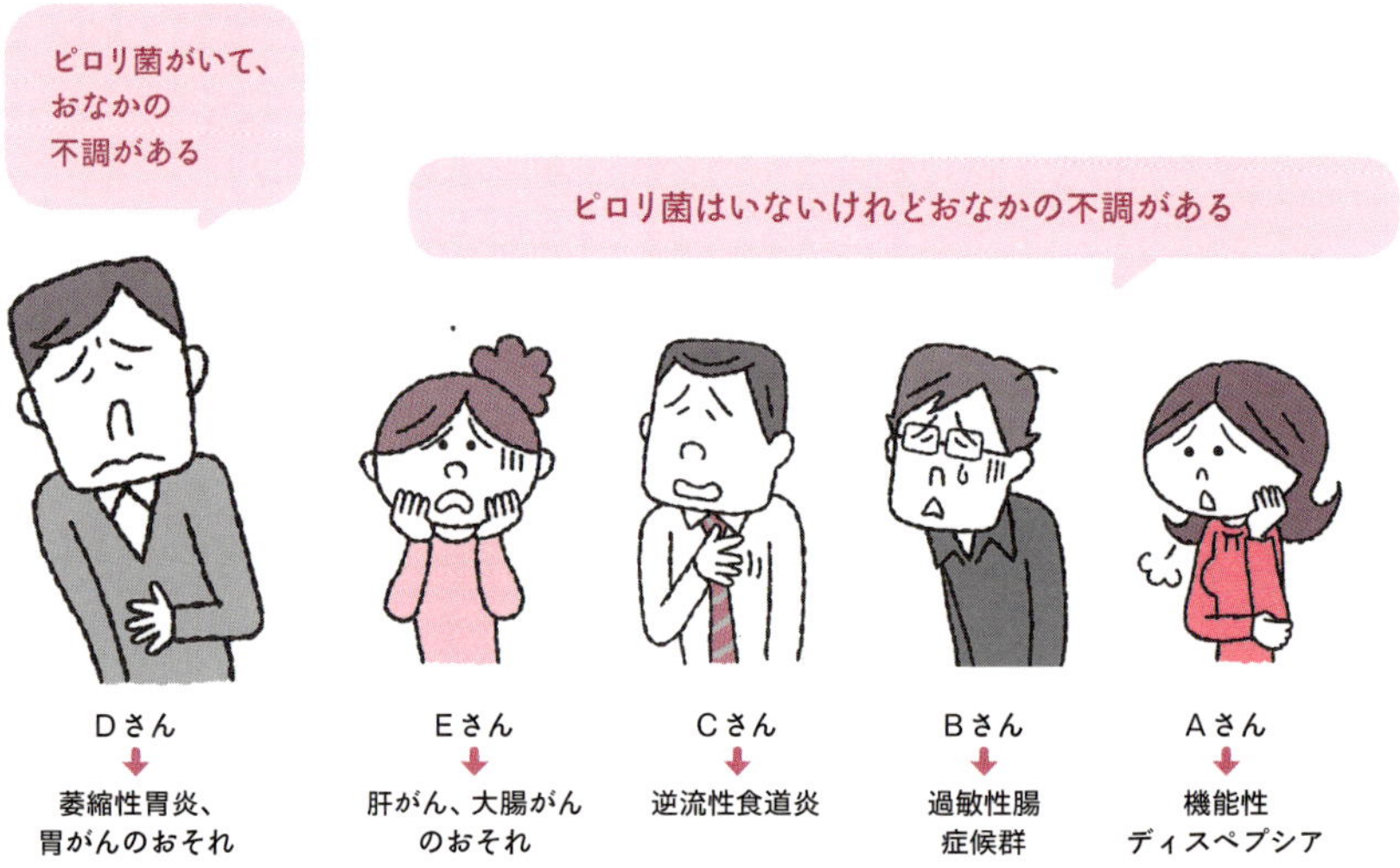
ピロリ菌がいて、おなかの不調がある
ピロリ菌はいないけれどおなかの不調がある
Dさん
萎縮性胃炎、胃がんのおそれ
Eさん
肝がん、大腸がんのおそれ
Cさん
逆流性食道炎
Bさん
過敏性腸症候群
Aさん
機能性ディスペプシア

4 治療を受けて、不調を改善

どの病気に対しても、効果的な薬が開発されています。最初は薬を使って、不快な症状をとり除いていきます。同時に生活習慣、とくに食習慣を見直します。食事のとり方や内容を変えていくことで、数か月かけておなかの不調を改善していきましょう。

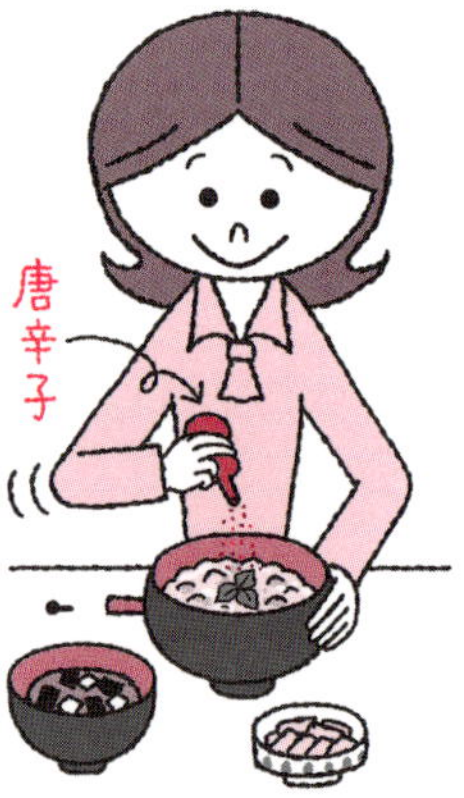
唐辛子

これがおなかが弱い人の生涯トラブル

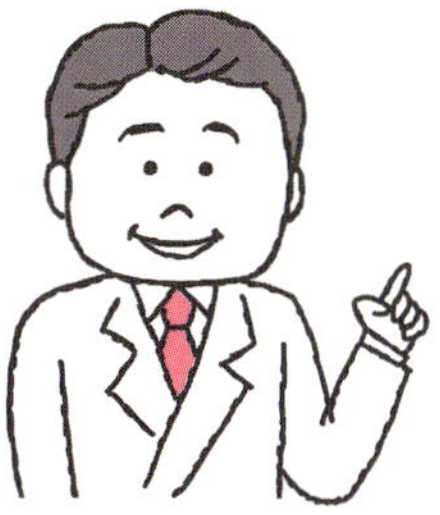

胃腸の不調がある人は、胃がんの原因となるピロリ菌を持つ人と持たない人に分けられ、年代別ではこんな傾向があります。

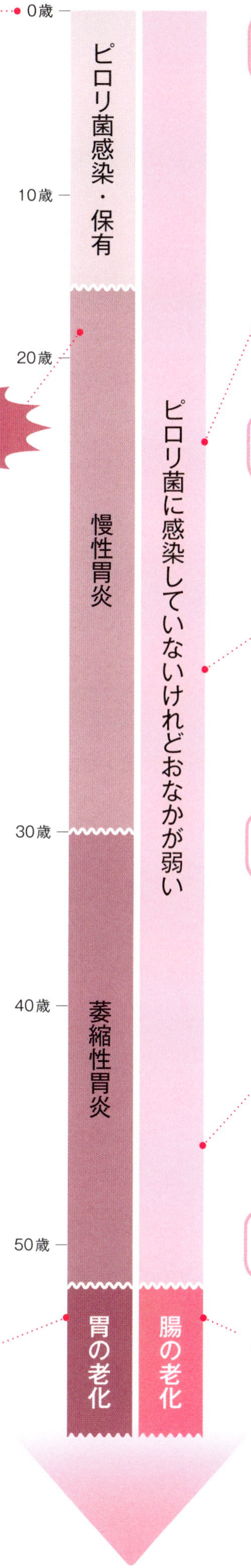
0歳
10歳
20歳
30歳
40歳
50歳
ピロリ菌感染・保有
慢性胃炎
萎縮性胃炎
胃の老化
ピロリ菌に感染していないけれどおなかが弱い
腸の老化

危険な鳥肌胃炎
➡P28

ピロリ菌感染

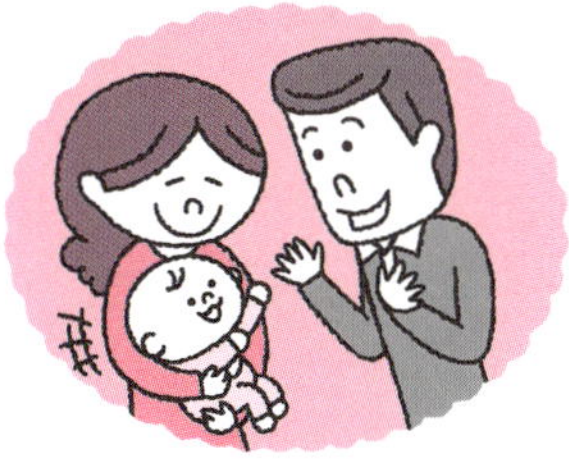

ピロリ菌に感染。 ➡P20・21へ

やがて
胃炎持ちになる

胃炎持ち

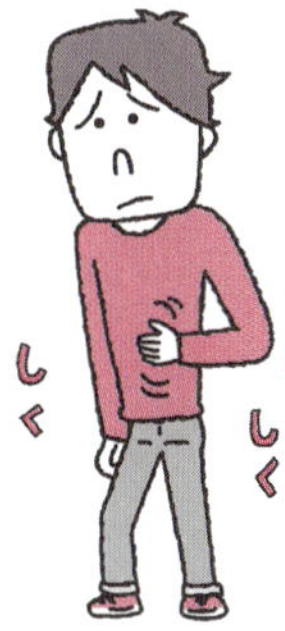
しく
しく

ピロリ菌が原因となり胃の粘膜に炎症が起こり、日常的に不快感、胃もたれ、胸焼け、食欲不振などが起こる。

➡P22

胃がん

胃の粘膜ががん化。ピロリ菌による胃炎によって胃粘膜に炎症やただれができている人に起こりやすい。
➡P57

機能性ディスペプシア

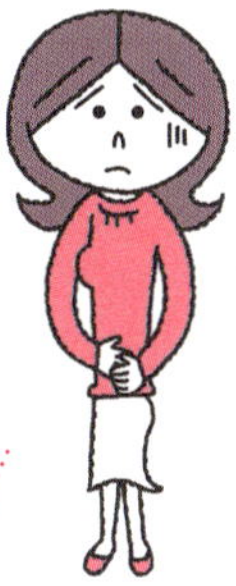

若い女性に多く見られる。胃のふくらみのわるさや胃酸に対する感度が影響し、胃もたれや消化不良を起こしてしまう。
➡P29

過敏性腸症候群

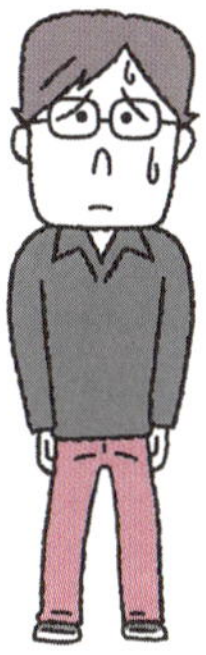

若い男性に多く見られる。習慣的におなかの痛み、不快感、下痢や便秘を起こし、排便すると症状がやわらぐ。
➡P39

逆流性食道炎

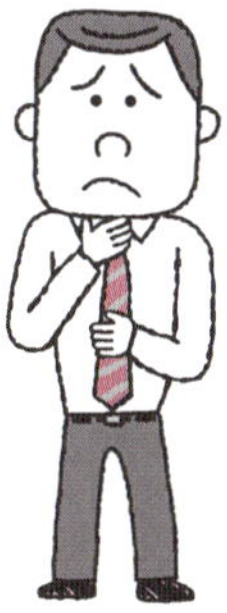

最近中高年に多く見られる。食べるとすぐ胸焼けや吐き気を起こし、食欲不振におちいりやすい。
➡P49

大腸がん・肝がん

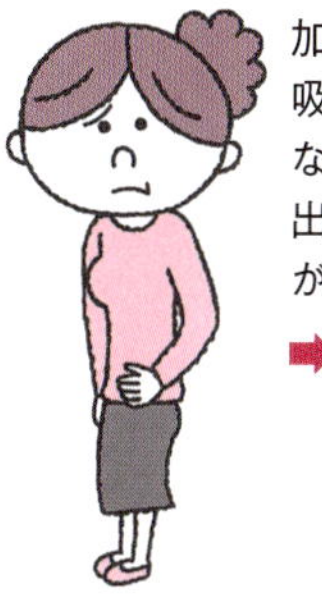

加齢とともに小腸の吸収力が低下。有毒な腸内細菌をつくり出し、大腸がんや肝がんを引き起こす。
➡P57

おなかが弱いなら ピロリ菌の有無を疑う

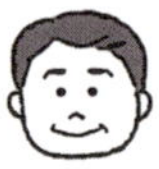

おなかが弱い人は、一度は医療機関にかかり、**ピロリ菌の有無**を調べてください（P26）。ピロリ菌は、胃炎や胃がんの原因となる菌でおなかに棲んでいます。正式名は「ヘリコバクター・ピロリ菌」。井戸水などにいる風土菌で、衛生状況のわるい一昔前の日本にはどこにでもいました。いまの中高年の多くはピロリ菌を持っています。

時代とともに清潔な世の中になり、自然界で感染することは減りましたが、若い世代も安心はできません。なぜならピロリ菌は、人から人へと唾液感染するのです。

親から子へ、食べものを口移しすることで感染します。団塊ジュニアや、その子どもの世代も、唾液感染している危険があります。

日本では、年間12万人近い人が胃がんになります。一方、アメリカでは胃がんは稀な病気です。なんと**全世界の胃がん患者の6割は日本、中国、韓国**で占められています。これはピロリ菌の種類が東アジアと欧米で異なるためです。強毒性の東アジア型に比べ、欧米型は弱毒性で胃がんを引き起こしにくいのです。

● 予測がん死亡数上位5位（2015年）

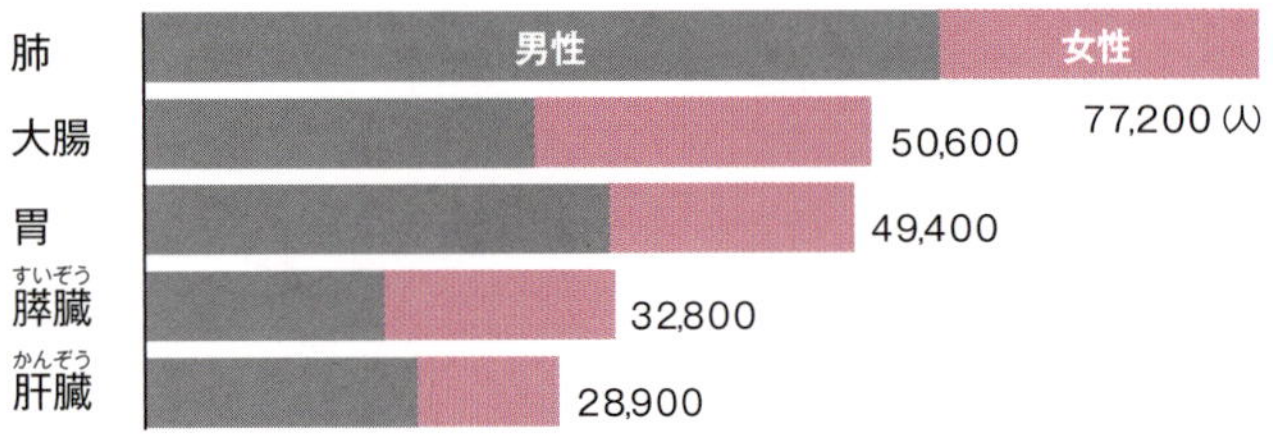
肺
男性
女性
77,200（人）
大腸
50,600
胃
49,400
膵臓《すいぞう》
32,800
肝臓《かんぞう》
28,900

2015年のがん統計予測　国立研究開発法人国立がん研究センターがん対策情報センター「がん情報サービス」より

ピロリ菌の有無チェックリスト

- ☑ 乳幼児のころに親から口移しで食べものを与えられていた
- ☑ 小さいころに井戸水を飲んでいた
- ☑ 親きょうだいに胃がんの患者がいる
- ☑ 親きょうだいにピロリ菌の保菌者がいる
- ☑ アンモニア臭のような口臭がある
- ☑ 空腹時に胃が痛くなりやすい
- ☑ 食後に胃がもたれやすい
- ☑ 食べるとすぐに満腹になってしまう
- ☑ 心配事があるわけではないのに食欲が感じられない

3つ以上チェックがついたらピロリ菌がいる可能性があり、検査する必要があります。

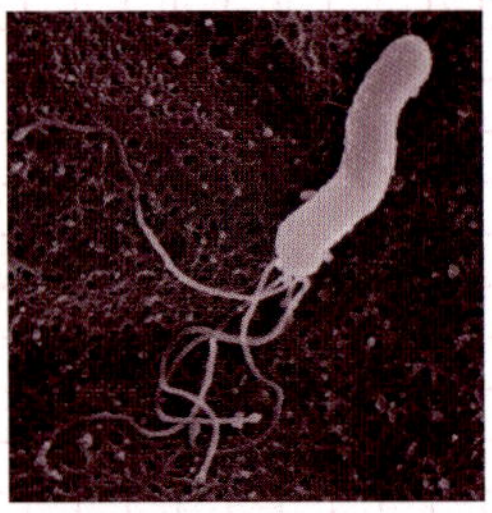

ヘリコバクター・ピロリ菌。直径約0.5マイクロメートル、長さ2.5～5マイクロメートルの、ねじれたらせん状の菌。

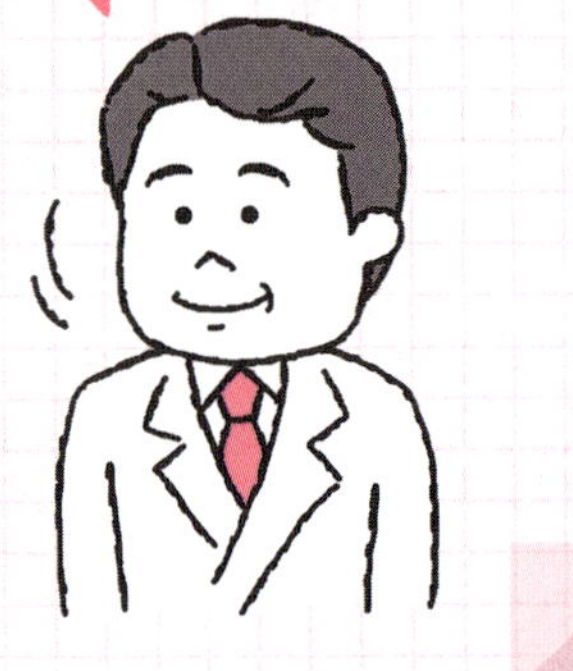

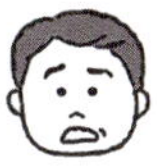

ファーストタッチで腸内細菌も決定

現代のピロリ菌の主な感染源は唾液です。それならキスもいけないのでは？ と心配になる人もいるかもしれませんが、大人になってからは胃酸がピロリ菌を殺菌してくれるため、そう簡単にはうつりません。

ピロリ菌は乳幼児の時期に感染してしまいます。胎児の胃は無菌状態ですが、生まれたあと、赤ちゃんはさまざまな菌にさらされます。ピロリ菌を持つ**親の唾液が入れば、その段階でピロリ菌保菌者**になるのです。一度胃に棲みつくと、胃酸に負けず生き延びます。

ピロリ菌だけでなく、腸内細菌も同様です。**腸内細菌は、その人の消化能力や免疫力に関係**し、がんへの影響もあると考えられています。乳幼児期におもに母親からうつります。母親のファーストタッチで肌などについている細菌をもらいうけ、腸内細菌の分布が決まります。

このように胃腸は生育環境の影響を受けます。

しかし、これからご紹介する工夫や努力で、胃腸の状態を変えていくこともできます。

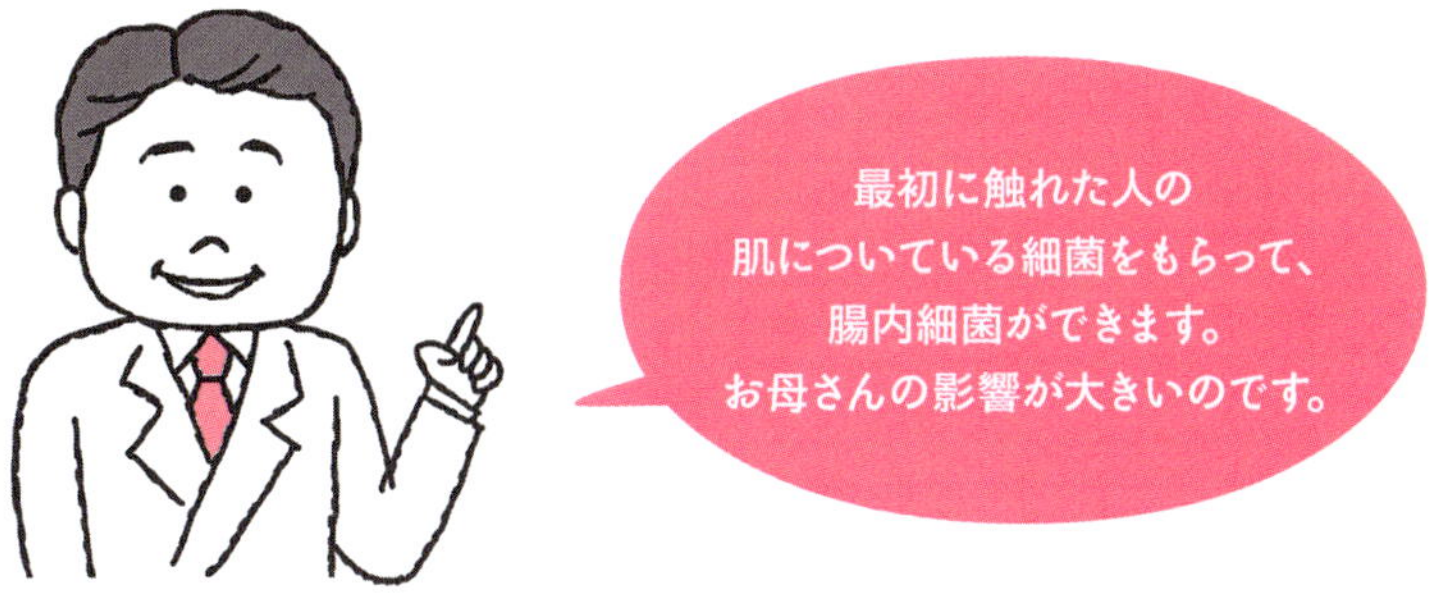
最初に触れた人の
肌についている細菌をもらって、
腸内細菌ができます。
お母さんの影響が大きいのです。

世代を超えて感染するピロリ菌

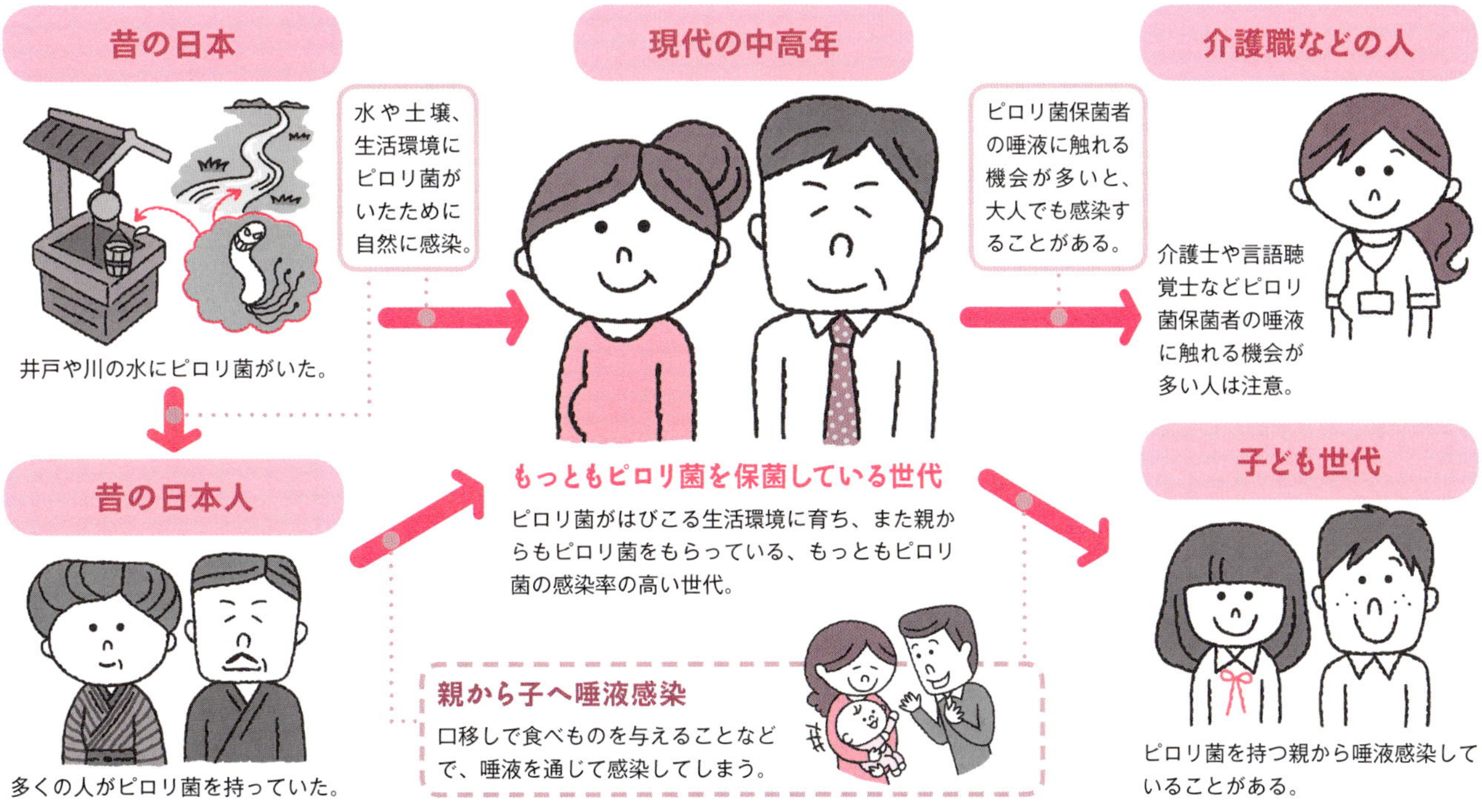
昔の日本
井戸や川の水にピロリ菌がいた。
水や土壌、
生活環境に
ピロリ菌が
いたために
自然に感染。
昔の日本人
多くの人がピロリ菌を持っていた。
現代の中高年
もっともピロリ菌を保菌している世代
ピロリ菌がはびこる生活環境に育ち、また親からもピロリ菌をもらっている、もっともピロリ菌の感染率の高い世代。
親から子へ唾液感染
口移しで食べものを与えることなどで、唾液を通じて感染してしまう。
ピロリ菌保菌者
の唾液に触れる
機会が多いと、
大人でも感染す
ることがある。
介護職などの人
介護士や言語聴
覚士などピロリ
菌保菌者の唾液
に触れる機会が
多い人は注意。
子ども世代
ピロリ菌を持つ親から唾液感染していることがある。

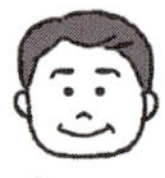

胃炎は最終的にいのちにかかわる病気

ピロリ菌に感染すると、100%慢性胃炎を引き起こします。たかが胃炎と思うなかれ！　**胃炎は全身に影響し、胃がん発生につながり**ます。健康な胃は、きれいなピンク色をしていて、粘膜にはつやつやとした光沢があります。一方、炎症を起こしている胃は褐色で色あせており、粘膜は薄くペラペラ。本来は見えないはずの粘膜下の太い血管の枝模様まで、透けて見えるようになります。

胃に慢性的な炎症があると、血管の動脈硬化《どうみゃくこうか》が進みます。動脈硬化は、**狭心症《きょうしんしょう》や心筋梗塞《しんきんこうそく》、脳卒《のうそつ》中《ちゅう》**などの病気を引き起こします。**アルツハイマー型認知症**のリスクが高まったり、カルシウムや葉酸の吸収がわるくなり、**骨粗鬆症《こつそしょうしょう》**になりやすくなります。女性に多い**鉄欠乏性貧血**もピロリ菌が影響していることがあります。知的生産性が低下し、QOL（生活の質）が下がります。

ピロリ菌への感染は、生まれて間もないころから5歳くらいまでに決まる運命的なものですが、変えられないわけではありません。除菌すれば、胃は健康になるのです。

ピロリ菌が全身に影響を与える理由

最近、東大・京大の研究によって、ピロリ菌がつくるCagAたんぱくという毒素が全身に循環する❶〜❹のしくみが証明された。

❶ピロリ菌は針状のもので自分の毒素を胃の細胞にうち込む。

❷すると毒素は、細胞内でエクソソームという膜に包まれる。

❸エクソソームに包まれた毒素は、胃の細胞から分泌され、血液にのって全身に運ばれる。

❹運ばれた先の細胞に毒素が入り込むと、細胞に異常が生じ、病気を発症。

慢性胃炎をほうっておくと全身に影響

胃に炎症があると、全身の病気に発展することがある。その他、慢性じんましん、頭痛に関係することも。

血管
動脈硬化
体内で慢性的な炎症がつづくために、血管がかたくなり、動脈硬化を引き起こす。動脈硬化は心臓や脳血管の病気にもつながる。

内臓
胃がん
胃炎が慢性化すると、胃の粘膜が萎縮し、そこから胃がんが起こりやすくなる。炎症がつづくとがんから体を守る「がん抑制遺伝子」も壊れやすい。

骨
骨粗鬆症
カルシウムや葉酸の吸収がわるくなることから、骨粗鬆症になることがある。免疫力の低下、老化も招きやすい。

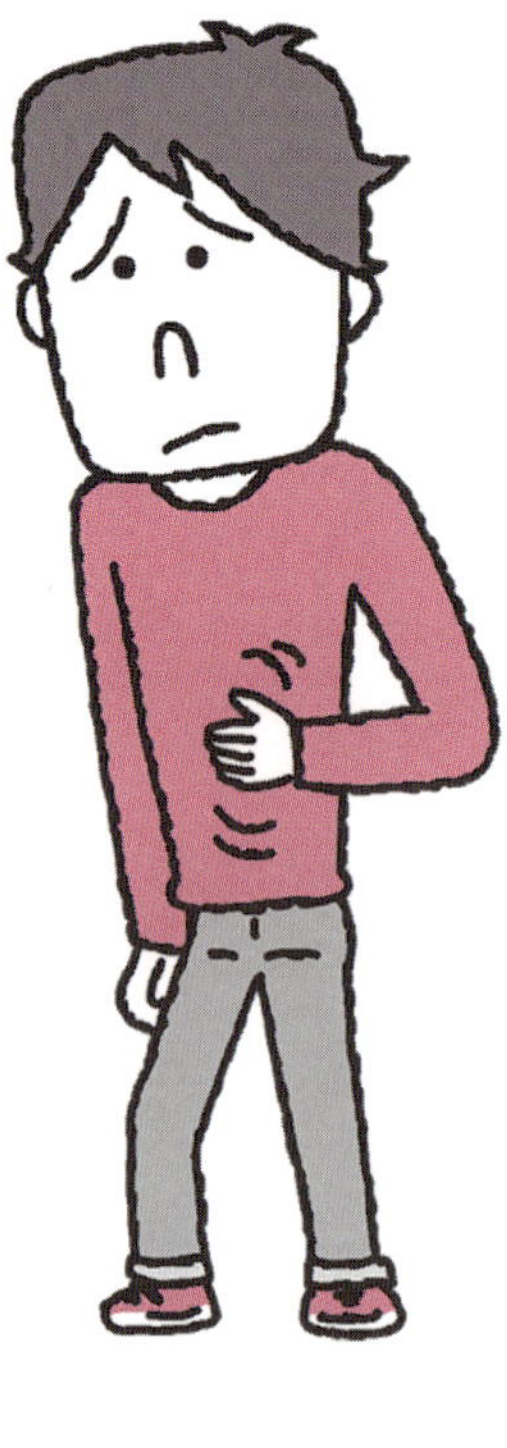

脳
アルツハイマー型認知症
胃炎のない人に比べて2倍、アルツハイマー型認知症になりやすい、という論文もある。また、パーキンソン病が改善されにくい。

血液
貧血
ピロリ菌が鉄分を食べてしまう（貪食《どんしょく》）ため、鉄欠乏性貧血が起こりやすくなる。特発性血小板減少性紫斑《しはん》病という血液の病気を起こす。

生活全般
QOLの低下
胃と脳は神経で密接に関連するため、胃の痛みがあると知的生産性が低下。心不全よりもQOL（生活の質）を下げると言われる。

じつは胃腸以外の痛みということも!?

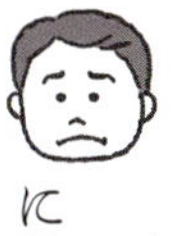

ピロリ菌由来の胃炎だけでなく、おなかの痛みにはさまざまな問題が隠されています。ピロリ菌に感染していなくても、胃のふくらみがわるくて胃もたれを起こす「機能性ディスペプシア」や、食事やストレスの影響で便秘や下痢をくり返す「過敏性腸症候群」などもよく見られます。胃腸そのものに問題がなくても、腹部におさまっている**その他の臓器が原因で「おなかが痛い」ケース**もあります。

横隔膜《おうかくまく》の下の右寄りに肝臓《かんぞう》、その隣のやや背中側に胃と十二指腸、さらに背中側に膵臓《すいぞう》、肝臓から十二指腸をつなぐ胆管《たんかん》、その途中に胆嚢《たんのう》があり、食物の消化吸収のために働いています。これらの消化器に病気があると、胃のあたりに痛みを感じることが多いため「胃痛」と決めつけてしまいがちです。とくに**胆嚢や胆管の痛みはみぞおちに響く**ため（放散痛《ほうさんつう》）、胃痛とまちがえやすいので注意してください。みぞおちの痛みがすべて胃のトラブル、ではないのです。

おなかの痛みになれてしまい、市販薬などでしのいでいる人もかならず一度は医療機関で検査を受け、原因を正確に特定してください。

痛みの表現から探る

●**チクチク**
瞬間的な痛みで、筋肉や神経、骨格などから起こる。姿勢によって変化するなら肋間神経《ろっかんしんけい》痛《つう》や軟骨の痛み。

●**ビ〜ン、ジンジン**
チクチクした痛みのあとのしびれ。水ぼうそうウイルスで起こる、帯状疱疹《たいじょうほうしん》。重い神経痛をのこすこともある。

●**バーン**
突然バーンと胸が痛み、呼吸困難をともなうなら胸部大動《きょうぶだいどう》脈瘤破裂《みゃくりゅうはれつ》や肺の血管が詰まる肺梗塞《はいこうそく》。

●**ギューッ**
狭心症や心筋梗塞などの虚血《きょけつ》性心疾患《せいしんしっかん》。胸痛が起こり、間隔が短くなるようならすぐに病院へ。

「みぞおち」には多くの臓器が集まっている

おなか、とくに上部の「みぞおち」には、胃、肝臓、十二指腸、脾臓《ひぞう》、膵臓などの重要な臓器がおさまっている。胃以外の可能性もつねに考えなければならない。

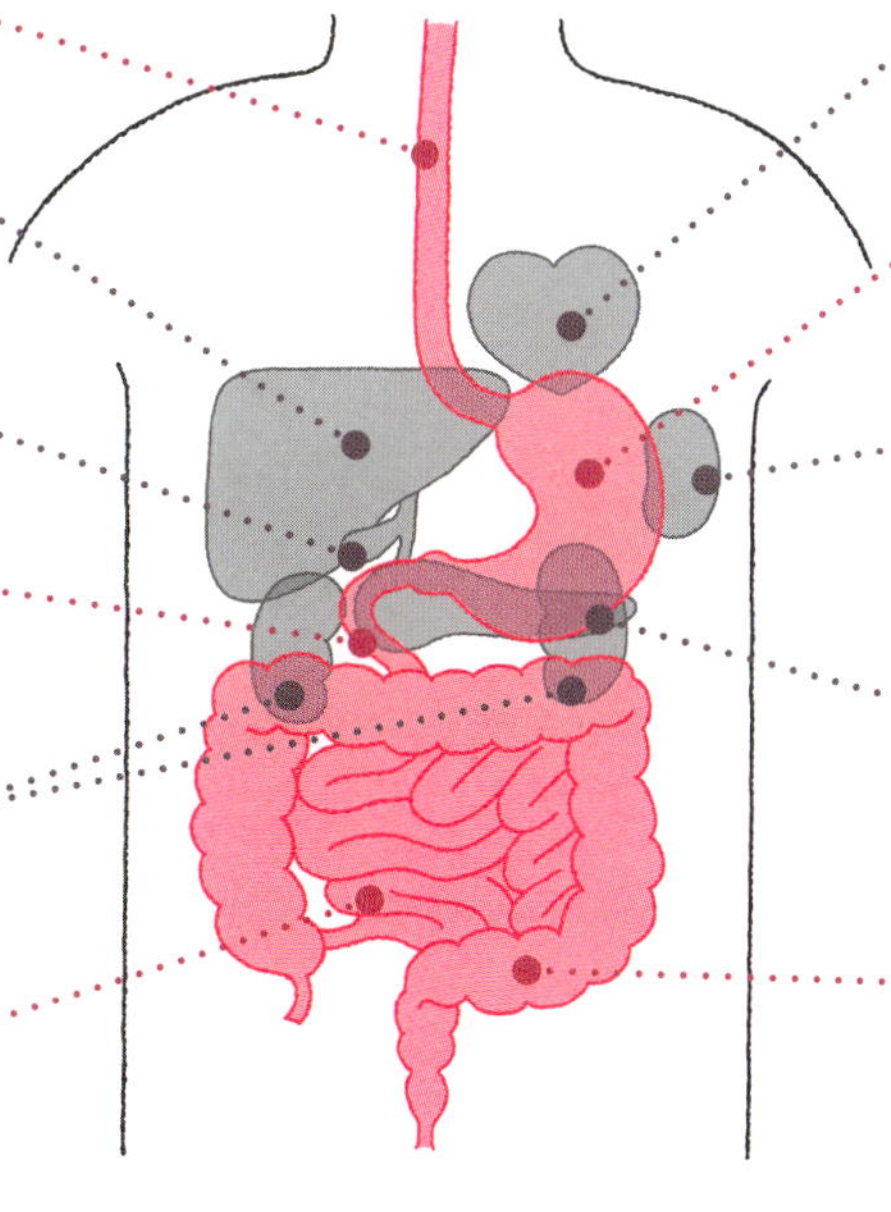
食道
食べたものが通るところ。
肝臓
胆汁をつくる。栄養素をため、吸収しやすいように変化させる。
胆嚢
肝臓でつくられた胆汁を一時的にためておく。
十二指腸
小腸の上部にあたる。ここに肝臓、膵臓から消化液が流れ込む。
腎臓《じんぞう》
背中側にある２つの臓器。血液をろ過し、尿をつくる。
小腸
空腸、回腸からなる。消化された食べものをさらに分解し、栄養素を吸収。
心臓
血液を全身に送り出すポンプの役割を果たす。
胃
食べものを細かくくだき、小腸へと送り込む。
脾臓
古い赤血球を壊し、除去したり、血小板を貯蔵したりする。免疫機能の働きもある。
膵臓
十二指腸に送る消化液をつくったり、糖分の量を調整するホルモンを生産する。
大腸
盲腸、結腸、直腸からなる。小腸から送られた食べもののカスから、さらに水分やビタミンを吸収。最終的に便をつくる。

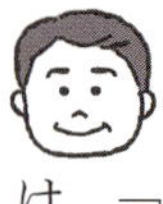

胃炎を軽く考えない専門医を探す

「たかが胃炎」と軽く考えてしまうのは、本人だけではありません。残念ながら医師にもそのような人がいるのです。

胃腸の専門医でない場合、胃炎は軽視される傾向があります（ただ専門外の分野にも関心が高い医師であれば、その限りではありません）。さらに専門医でも、内視鏡検査で胃粘膜の変色を見逃したり、「加齢によるものだからだいじょうぶ」とかたづけてしまう人もいます。これは一昔前まで、胃粘膜の炎症は単なる加齢変化だと考えられていたためです。最新医療では、胃炎は全身に影響することが科学的に証明されています。**勉強し、医療知識が更新されている医師**たちは「胃炎には治療が必要」という常識を持っています。

患者さんは、まず胃炎を軽視しない医師を探してください。**ピロリ菌に関する知識が豊富なピロリ菌感染症認定医**なら、胃炎に対する常識を持っているので安心です。もし過去に受診し、簡単な問診で「胃炎だから心配ない」と言われているようなら、ほかの医師に再度検査してもらうことをおすすめします。

胃炎について相談するなら！

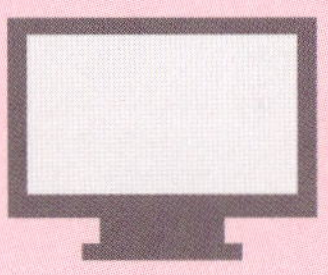

一般社団法人日本ヘリコバクター学会
H. pylori（ピロリ菌）感染症認定医一覧
http://www.jshr.jp/medic/doctor/
学会が認定する全国の医師・医療機関を検索できる。

よい医師を見分ける4つのポイント

1 全身を見て、話を聞いてくれる？
全身の視診をしたうえで、どこが不調か話をよく聞き、病状を確認する。過去の病歴、親、きょうだいの病歴なども聞いてくれる。

2 聴診器を当ててくれる？
聴診器を患者さんの胸や背中に当てて、心臓や肺、胃腸、血流などの音を聞き、異常がないかどうかをみてくれる。

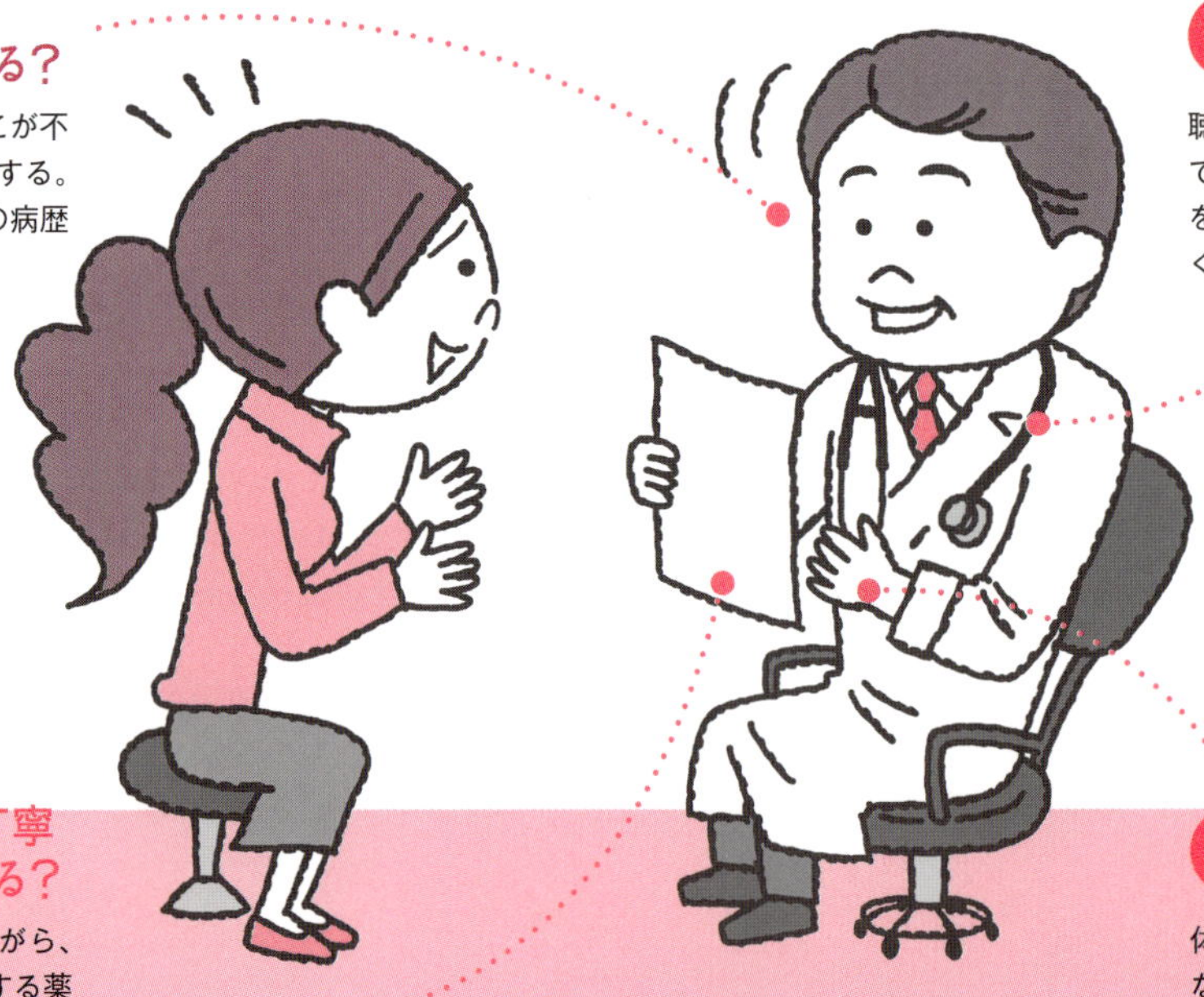

3 診察の内容を丁寧に説明してくれる？
検査結果のデータなどを見ながら、現在の病状や治療方針、服用する薬の内容などを、わかりやすく説明してくれる。

4 体に触れ、脈をとってくれる？
体に触れて、感触や体温、リンパ節などを確かめてくれる。また脈に触れて、その強さ、はやさ、リズムなどをみてくれる。

「LQQTSFAメモ」を事前に記入

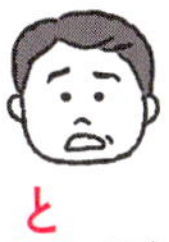

正しい診断と適切な治療のためには、**患者さんと医師との良好なコミュニケーションが不可欠**です。患者さんの中には、医師を前にすると緊張し、自覚症状を伝えられない人も少なくありません。多くの患者さんが来院する医療機関では、診察時間は限られます。効率よく受診するために「LQQTSFAメモ」をつくっておきます。

Lは場所、Qは性質、次のQは程度、Tはタイミング、Sは経過、Fは関連要素、Aは随伴症状です。「どこが、どんな感じに、どの程度痛むのか。痛みはいつ始まって、どのような経過をたどっているのか。飲食物との関連はあるか。ほかにも症状はあるか」ということです。

簡潔なメモですが、**医師にとって診断の助け**になります。

たとえば、虫垂炎《ちゅうすいえん》のときはまずみぞおちの痛みが生じます(L)。だんだんみぞおちから右下に痛む場所が移動していきます(L)。その他、随伴症状として、ほとんどの人が嘔吐をともないます（A）。

自覚症状を冷静に的確に伝えられると、診断も下しやすくなります。

「LQQTSFAメモ」の活用例

おなか以外の診察でも役に立つ。たとえば「頭痛」では次のようになる。

L 頭の片側が痛い。
Q ズッキンズッキンと脈打つような痛みがある。
Q がまんできるくらい。
T 昨日から始まり、突然出たわけではない。
S 昨日の痛みを10とすると、今日の痛みは7くらい。
F ワインを飲んだあと、チョコレートを食べたあとに痛む。
A 頭痛が出てくる前に、まず目がチカチカする。

【診断】 偏頭痛

「LQQTSFAメモ」

例を参考にしながら、項目にそってメモしておく。
あらかじめ記入し、メモを見ながら受診すれば落ち着いて受け答えできる。

L 場所 Location	例）みぞおちあたりが痛む。／痛みがみぞおちから右下へ移動してきた。	S 経過 Sequence	例）時間がたつにつれ痛みが強くなっていく。
Q 性質 Quality	例）しくしく痛む。／突然ドーンと痛む。	F 関連要素 Factor	例）食べものとの関連はない。／冷たいものを飲んだあとに痛み出した。
Q 程度 Quantity	例）いままでに経験がないほど痛む。／10段階で8ぐらいの痛み。	A 随伴症状 Associated symptoms	例）高熱と吐き気、嘔吐がある。／便がやわらかい。
T 時間 Timing	例）痛み出したのは昨日。／食事時間と痛みとは関係ない。		

一度は病院でおなかの検査を受けておく

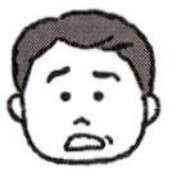

医療機関を受診すれば、必要に応じて医師が詳細な検査をすすめます。医師がすすめなくても、患者さんから「ピロリ菌の検査を受けたい」と話してみてください。内視鏡検査を受けないと自費負担になりますが、患者さんはただの胃炎だと思っていたのに、胃がんが見つかったというケースも多々あります。**原因を特定することが、不調を治す第一歩**です。全員に受けてもらいたいのはピロリ菌の検査。これには血液検査、尿素呼気試験、便中抗原検査、尿中抗体検査、内視鏡検査の5つの方法があります。1種類の検査では不正確なこともあるため、2種類以上の検査を受けておくと安心です。

みぞおちより下方、**腸に不調があるなら内視鏡検査と超音波検査**を受けます。腸にはガスがたまるため、超音波検査は不向き。内視鏡を使います。肝臓《かんぞう》、胆嚢《たんのう》、膵臓《すいぞう》などは超音波検査でも観察できます。ただ、肥満の人は脂肪で背中側の膵臓が見えないこともあるため、その場合はCT検査を追加します。胃痛があるのにピロリ菌がいない場合も、内視鏡検査と超音波検査を受けてください。

こんな人はピロリ菌検査時に注意！

PPIをのんでいる人

胃酸をおさえる強い薬（PPI）を服用しているときに検査すると、本当はピロリ菌がいるのに、いないという結果（偽陰性《ぎいんせい》）が出る。少し弱めの薬に切り替えて、4週間後くらいに受けるようにする。

長年胃を患っている高齢者

長年ピロリ菌による胃炎を患っていると、胃が腸のようになってしまう（P61）。そこにピロリ菌は棲めなくなるため、検査結果に異常があらわれなくなる（いわゆる「ピロリ菌自然消失パターン」の人）。ただ、実際にはこのような自然にピロリ菌が消えてしまった人ほど胃がん発生の危険性は高く、注意深い内視鏡検査を定期的に受ける必要がある。

かならず受けておきたい　ピロリ菌検査

胃にピロリ菌がいるかどうかを調べるには、現在５つの方法がある。
ただどの検査もひとつだけでは不正確なところがある。２種類以上の検査でピロリ菌陰性確認するのがベスト。

血液をとるだけ！

血液検査

血液を採取し、ピロリ菌の抗体価を調べる。10段階で３未満の人はピロリ菌がいない可能性が高い。３～９はグレーゾーン。尿素呼気試験もあわせて受けるようにする。

検査費用（自費負担）
約3000～4000円

息を吹き込むだけ！

尿素呼気試験

まず、何もしない状態で風船に息を吹き込む。その後、尿素の薬を１錠のみ、20分後に風船に息を吹き込む。前後の息を比べ、ピロリ菌の有無を見る。

検査費用（自費負担）
約8000～9000円

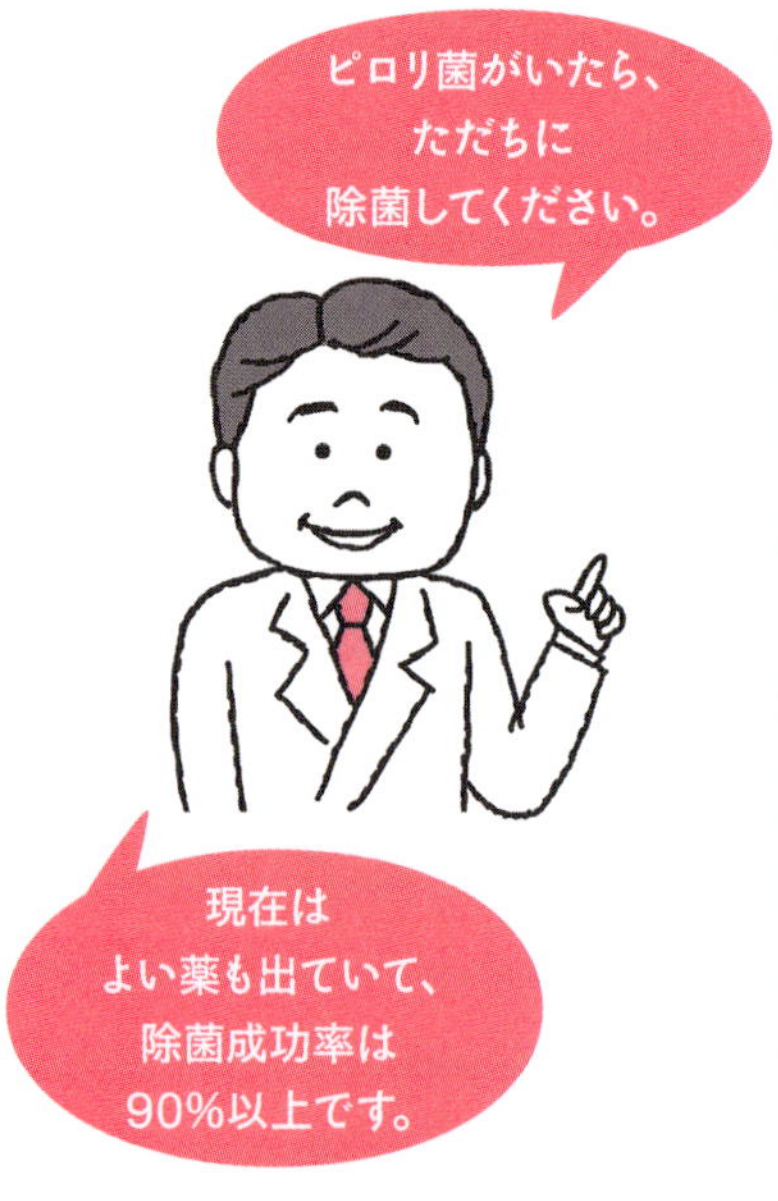
ピロリ菌がいたら、ただちに除菌してください。
現在はよい薬も出ていて、除菌成功率は90%以上です。

胃カメラを入れる

内視鏡検査

内視鏡（胃カメラ）で胃粘膜を観察。いまある胃潰瘍、胃がんのチェックに有効。胃粘膜を採取し、ピロリ菌の有無も調べられる。ただ部分的な採取なので、ピロリ菌感染の有無の判定には不向き。

検査費用（自費負担）
1万5000～2万円程度

便・尿をとるだけ！

便中抗原・尿中抗体検査

便を採取し、その中のピロリ菌の有無を見る。また、尿中の抗体を調べる。ただ、手軽ではあるが、採取時に菌が入るなどの不正確なところもあるため、尿素呼気試験とダブルで検査したほうがいい。

検査費用（自費負担）
約3000円

＊検査方法の詳細はP27へ

＊ピロリ菌除菌療法はP62へ

胃カメラで胃の粘膜を見る　内視鏡検査

内視鏡とは胃カメラのこと。口から挿入する「経口《けいこう》内視鏡検査」と鼻から挿入する「経鼻《けいび》内視鏡検査」の２種類がある。上部消化管（食道、胃、十二指腸など）に潰瘍《かいよう》などがないか観察できる。

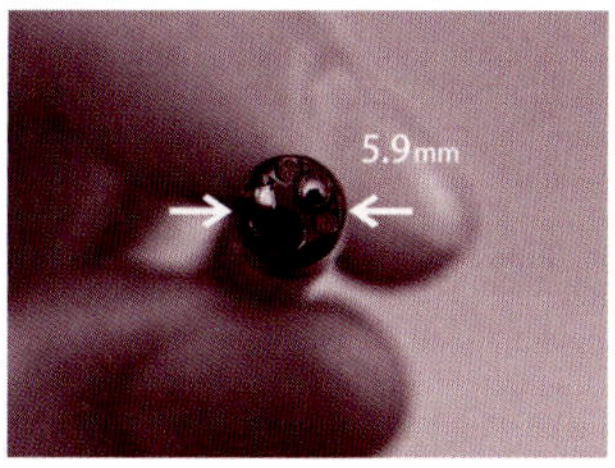

内視鏡

チューブの先端に胃カメラがついていて、食道や胃をモニターに映し出して観察する。写真は経鼻内視鏡用の 5.9mm のもの。経口内視鏡用は 10mm 程度と太い。

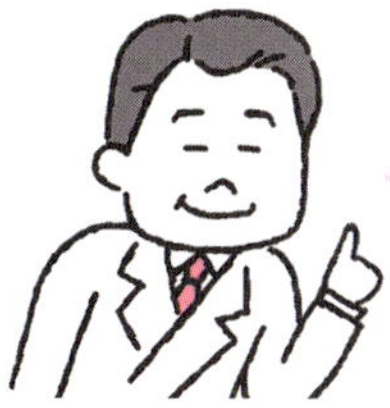

オエッと
えずきやすい人には、
鼻から入れる
経鼻内視鏡検査を
おすすめします。

【経鼻内視鏡検査】

麻酔少なめ

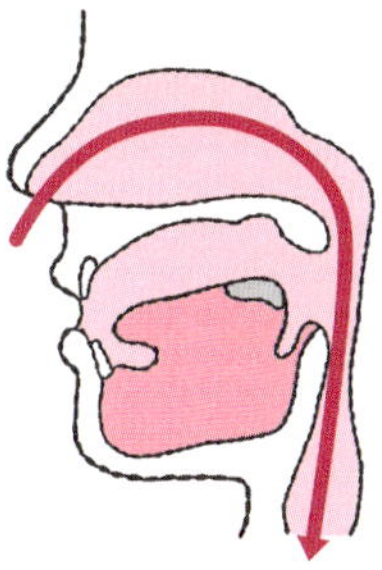

鼻腔に少量の麻酔薬を塗ってから、経鼻内視鏡を挿入する。部分麻酔なので、医師と会話しながら検査を受けられる。痛みが少なく、舌根を通過しないため、嘔吐反射はほとんどない。検査後 10 分程度の休憩ですぐ日常生活に戻れる。

【経口内視鏡検査】

麻酔なし／麻酔多め

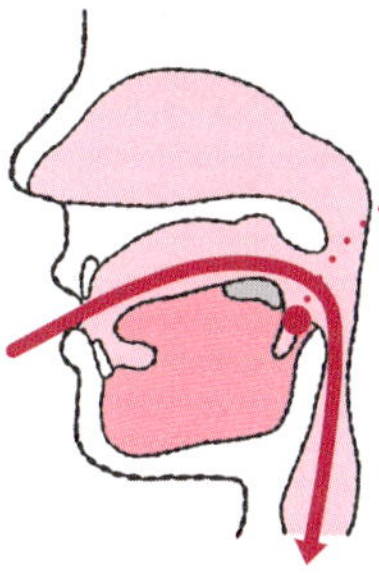

舌の根元（舌根《ぜっこん》）を内視鏡が通過するとき、嘔吐反射が起こりやすい。麻酔をすれば避けられる。

経口内視鏡検査には、麻酔をせず口から内視鏡を挿入するタイプ（麻酔なし）と、麻酔をするタイプがある。患者さんに苦痛が少ないのは麻酔をするタイプ。半分眠った状態で検査を受けられる。検査後 15 分～２時間程度休憩が必要。検査直後の運転などは避ける。

検査費用（自費負担）　1 万 5000 ～ 2 万円程度（経口・経鼻ともに）

胃腸以外の腹部の臓器を見る　超音波検査

胃腸のようにガスが発生する部位には不向きだが、それ以外の部位には超音波検査が向く。検査用のゼリーを腹部に塗り、超音波の出る器具を当て、返ってくるエコー（反射波）を受信。

体に負担が少なく、
10 ～ 20 分程度の
検査時間で誰でも
受けられます。

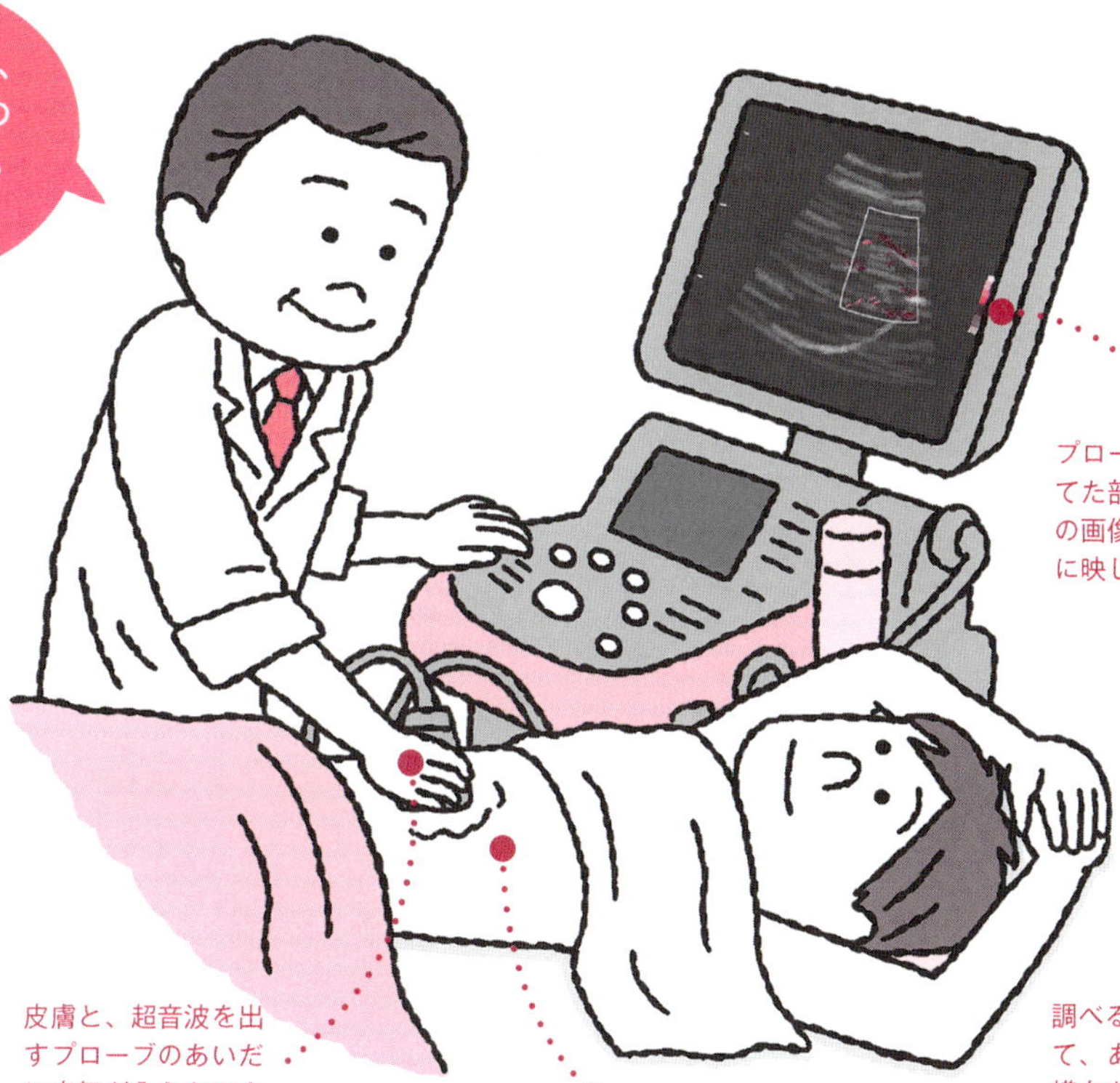

プローブを押し当てた部分の断面層の画像がモニターに映し出される。

皮膚と、超音波を出すプローブのあいだに空気が入らないようにゼリーを塗る。

調べる部位によって、あお向けや、横向き、座った状態など体勢を変えて検査する。

検査費用（自費負担）　5000 ～ 1 万円程度

● 内臓脂肪が多い人は CT 検査を受ける

脂肪によって超音波の通りがわるくなって見えにくい人のために、エックス線を用いる CT 検査（コンピュータ断層撮影）を行うこともあります。CT 検査では、造影剤（ヨード剤）を点滴静注し、検査台に横たわり体の断層像を撮影します。検査時間は 20 ～ 40 分程度です。

ただし妊婦さんや、心臓ペースメーカーなどを使用している人は、受けられません。

検査費用（自費負担）
5000 ～ 1 万円程度

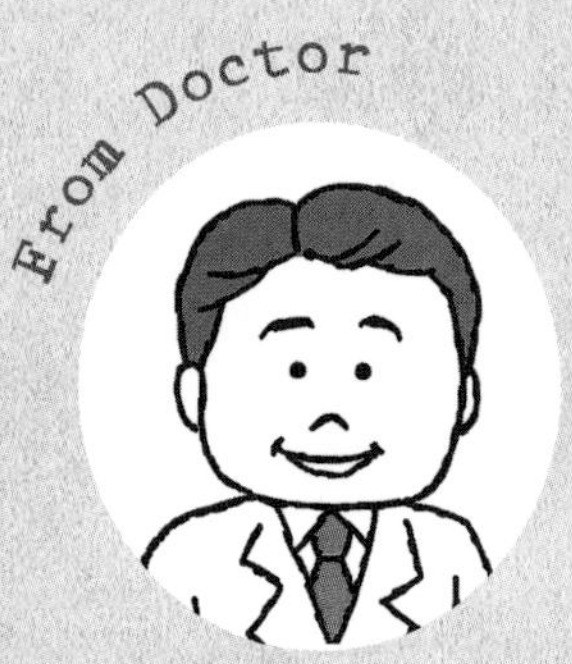

ほうっておくと
スキルス胃がんになる！

若い女性に見られる危険な鳥肌胃炎

ピロリ菌に感染した若い人に起こる胃炎

ピロリ菌に感染した胃は、まず胃炎を起こし、胃がんに発展する危険性があります。男性のほうが多く、中高年にさしかかってから発症します。

ところが例外的なケースもあります。それが鳥肌胃炎から起こる胃がん。鳥肌胃炎とはピロリ菌に感染している女性や中高生などの若年層に見られる特殊な胃炎で、胃粘膜が鳥肌のようにブツブツと盛り上がるのが特徴です。

これはピロリ菌に対して、免疫が過剰に反応するために起こります。ピロリ菌が胃粘膜に棲みつくことで、リンパ球がたくさん集まり、ピロリ菌との攻防によって炎症を起こし、鳥肌状になります。鳥肌胃炎の人は、遺伝子障害が進みやすく、スキルス胃がんという若年性の胃がんになりやすいのです。

せっかくの検査を無駄にしないためには

スキルス胃がんは若い人の死因となる代表的な病気のひとつです。重大な病気に至る鳥肌胃炎も、かつては「女性によく見られる生理現象」としてかたづけられていました。そのため内視鏡検査で、鳥肌胃炎を見逃されてしまうことがあります。ピロリ菌を除菌すれば、鳥肌胃炎も治せます。鳥肌胃炎を早期に発見できれば、いのちを落とすような危険は回避できます。

こうした問題は、医師の責任が大きいと感じますが、すぐに改善されるわけでもありません。せっかく内視鏡検査を受けたのに、見逃されるようなことがないようにするには、やはり患者さん側からの正しい医師選びが欠かせません。

若い女性に
多い

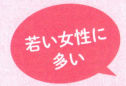

すぐ胃もたれ、食べられない

機能性ディスペプシア

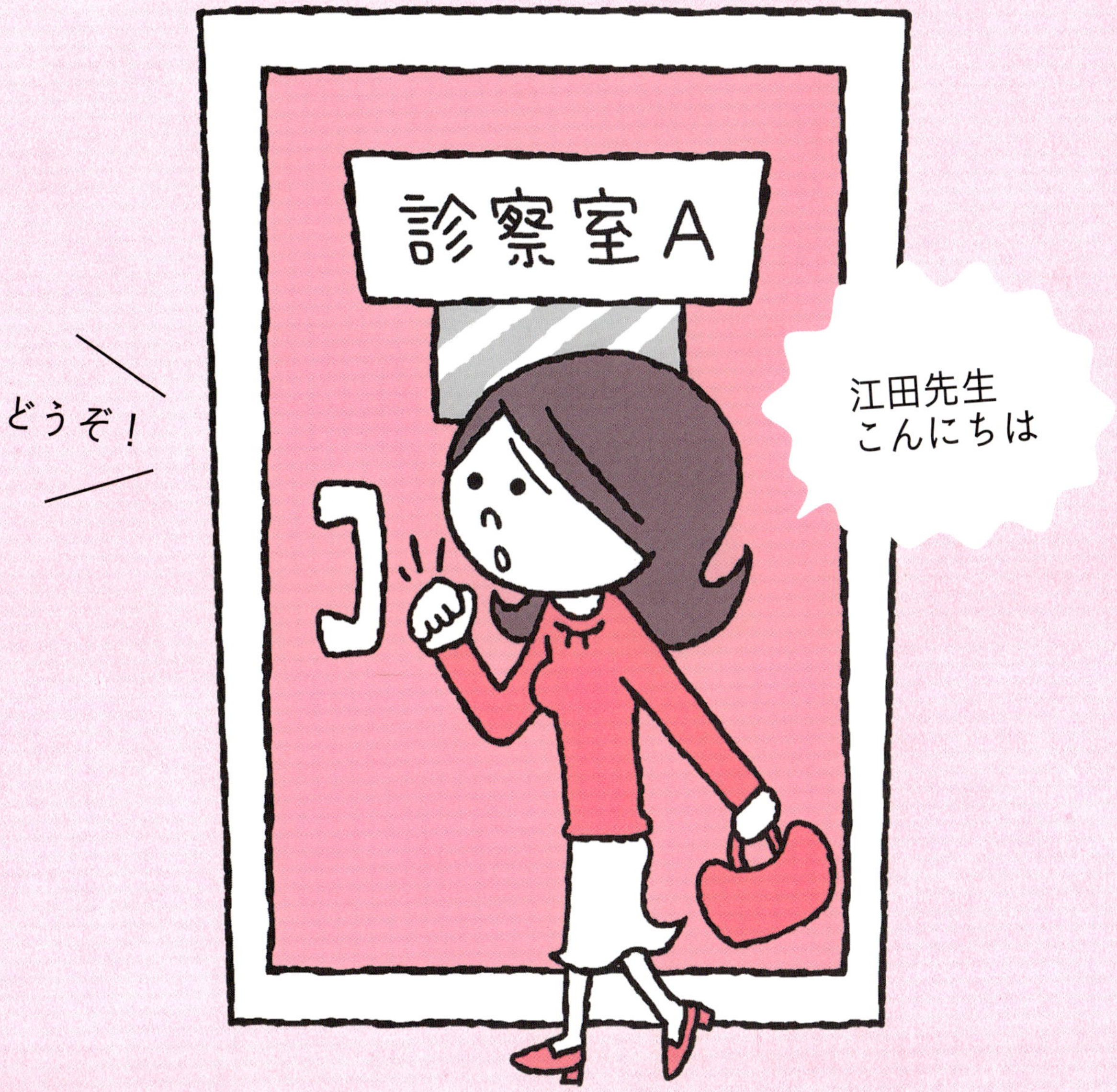

PART
2

5人に1人、若い女性に多い。異常はないのに胃もたれ、胃痛がある

先生、胃の調子がわるいんです。だいぶ前からたびたび胃が痛くなったり、胃もたれしたり、そのせいで食欲もなくなってきました。半年前に別の病院で受診したのですが、「異常なし」と診断されたので、そのあとは行っていません。どうしたらいいのでしょうか？

その病院で受診したときに、何か検査を受けましたか？

内視鏡検査を受けました。でも、とくに病気は見つかりませんでした。それはよかったのですが、そのときの先生には「気のせいだろう」と言われて、様子を見ることになったんです。

そうですか。それは**「気のせい」ではなく、「機能性ディスペプシア」**を疑ったほうがいいですね。

機能性？　それは何ですか？

ディスペプシアというのは、**消化不良という意味**です。内視鏡検査や超音波検査をしても胃粘膜に異常がなく、胃がんや胃潰瘍といった「器質的《きしつてき》な病気（目に見える病気）」でもないのに、胃に症状がある状態を「機能性ディスペプシア」と呼んでいます。胃粘膜が健康的でも胃の症状はあるわけですから、これも立派な病気だと言えますね。

以前は慢性胃炎や胃下垂《いかすい》と言われていた症状をまとめた呼び名で、２０１３年に正式な病名になりました。**日本人の５人に１人が発症**しているという報告があるくらいで、若い女性に多いんですよ。

治療はできるんですか？

もちろん。つらい症状がつづくと、食事量が減りやせてしまったり、体力が落ちたり、仕事や勉強に身が入らないなど、日常生活の質が低下します。**不快な症状を改善するための治療**をしていきます。

よかった。食事をおいしく食べられるようになるかしら。

効果的な薬もあります。ほかの病気がないか内視鏡と超音波、ピロリ菌検査をし、異常がなければ治療していきましょう。

「痛い」ときは腹筋をゆるめてあたためる

とにかくおなかが痛い！　というときは、ひざをまげて横たわり、おなかをあたためるのがいちばん。

　ひざをまげると、腹筋がゆるんで、緊張がとけ、血流がよくなる。

　ブランケットなどをおなかにかけてあたためると、さらに血流アップ。痛み物質がとどこおらず、血液とともに流れていくので、20〜30分くらいたつと、痛みが軽くなっていく。

　また、胃への血液が増えると胃を保護してくれる粘液も増える。

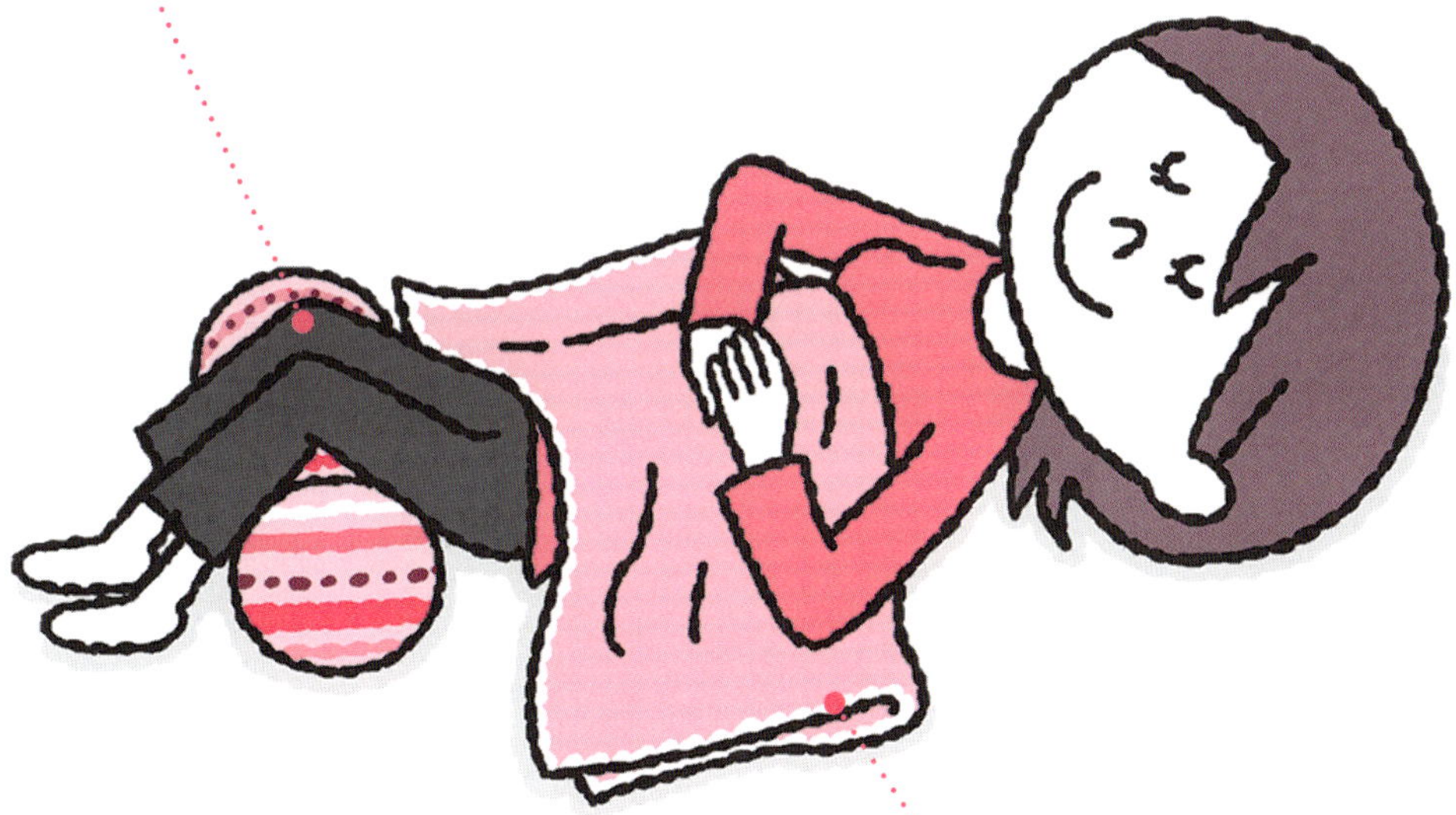
クッションなどを支えにして、ひざをまげ、おなかの緊張をとく。
ブランケットをかけたり、湯たんぽを当てたりして、おなかをあたためる。

原因

発症のキーワードは「ふくらみ」「感受性」「ストレス」

胃痛などの原因となる病気がないのに、胃の症状がつづいている状態を「機能性ディスペプシア」と言います。原因はおもに3つ。

ひとつは、胃のふくらみがわるいこと（胃の運動機能障害）。正常では食事をすると胃の天井部分がふくらんで、いったん食べものがたまり、徐々に消化されていきます。しかし、なんらかの原因で胃のふくらみがわるいと、食べものをためられないため、消化不良を起こして胃もたれが起こります。

2つめは、胃酸への感受性が強いこと（内臓知覚過敏）。通常は胃酸が分泌されても胃粘膜は何も感じませんが、胃酸への感受性が強い人は胃に痛みを感じることがあります。

3つめは、ストレス。ストレスを受けると脳の視床下部からＣＲＦ（コルチコトロピン・リリーシング・ファクター）というストレスホルモンが分泌され、胃の動きが鈍くなり、胃の運動不全が起こって胃のふくらみがわるくなるため、胃がもたれるのです。

機能性ディスペプシアには3つの原因がある

内視鏡検査でとくに異常が見られないのに、症状が出る場合に機能性ディスペプシアと診断される。原因は❶〜❸で、これらが組み合わさって起こることも多い。

1 胃の「ふくらみ」がわるい

食べものが入ってきたとき、本来大きくふくらむ胃の天井部分（穹窿《きゅうりゅう》部《ぶ》）が、ふくらみにくいために、消化不良を起こしてしまう。

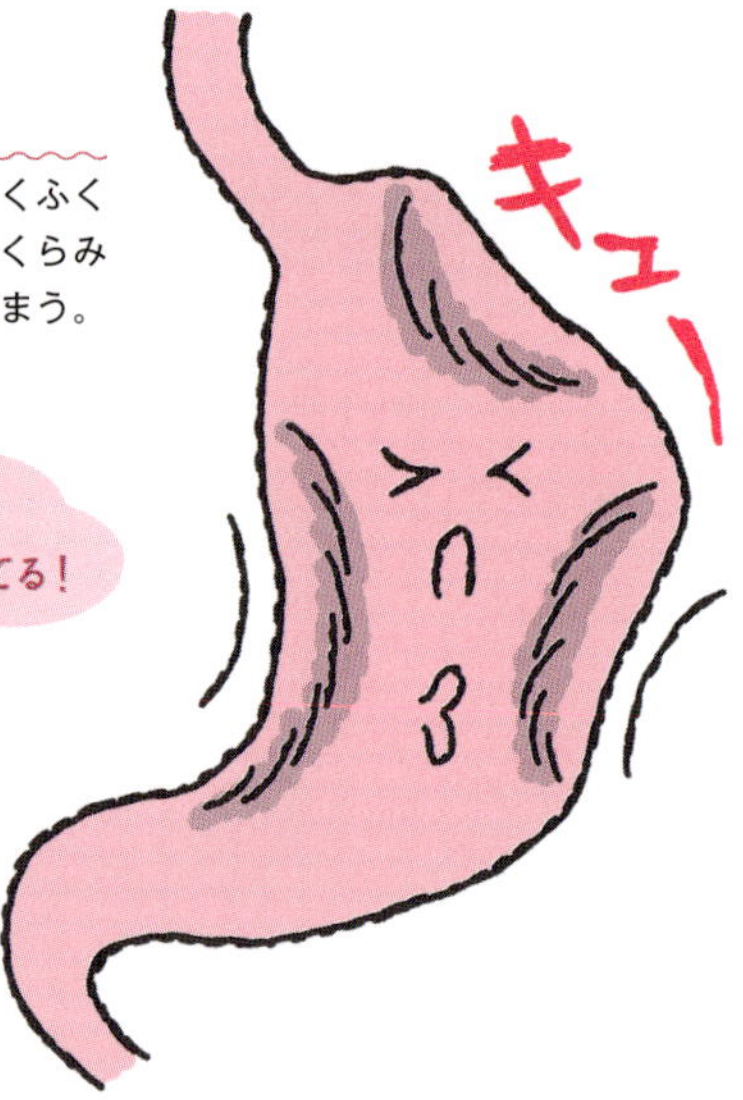
キュー

胃も苦労がたえませんね。
私の胃の中大変なことになってる！

2 胃酸への「感受性」が強い

ものを食べると胃酸を含む胃液が分泌される。通常の胃液の量でも胃の「感受性」が強いため、胃酸に反応して痛みを感じてしまう人がいる。

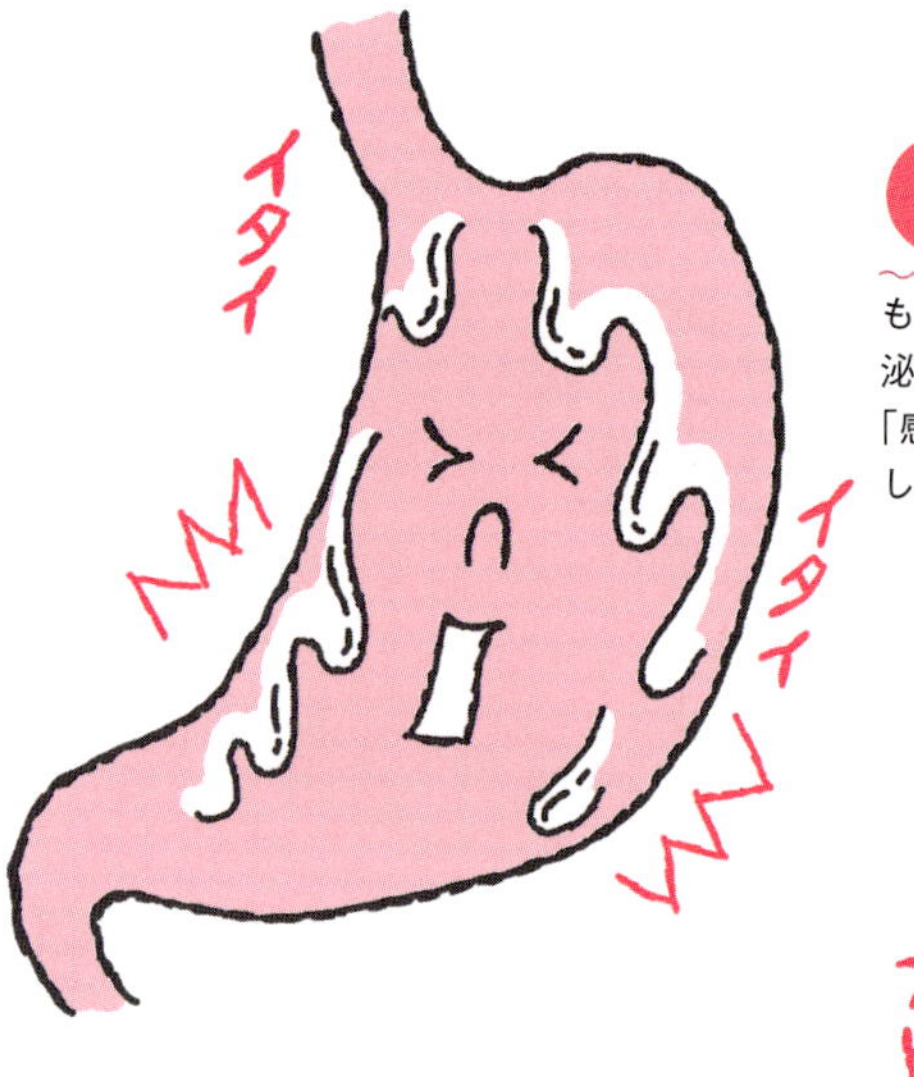
イタイ
イタイ

3 「ストレス」を受けている

「ストレス」によってストレスホルモンが放出され、胃の天井部分の「ふくらみ」がわるくなる。

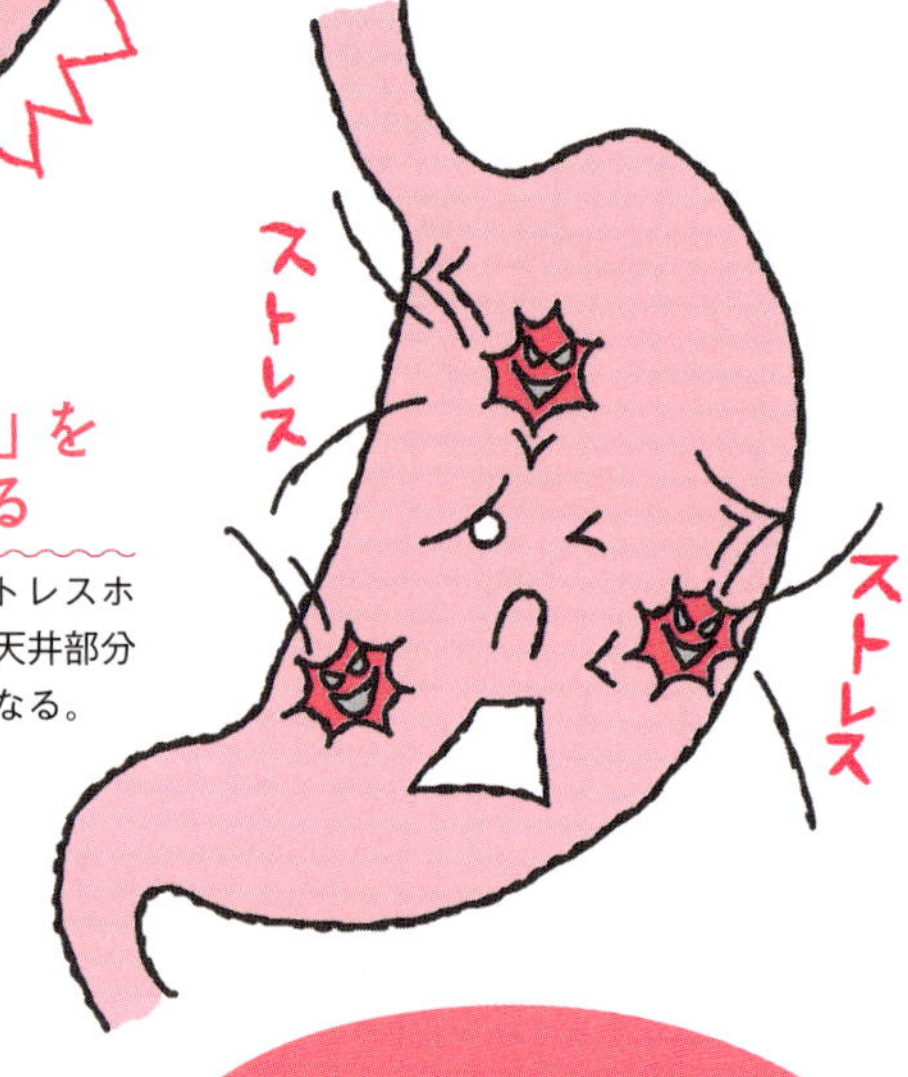
ストレス
ストレス

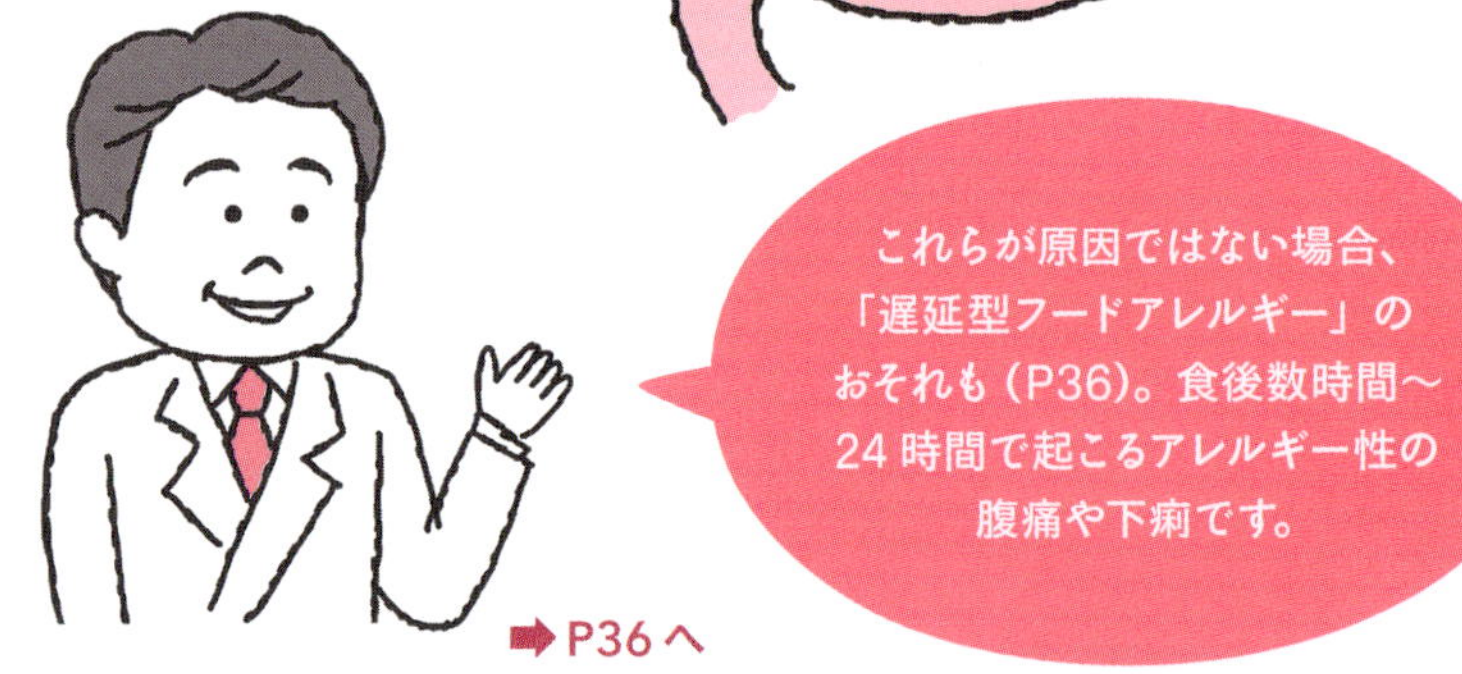
これらが原因ではない場合、「遅延型フードアレルギー」のおそれも（P36）。食後数時間〜24時間で起こるアレルギー性の腹痛や下痢です。

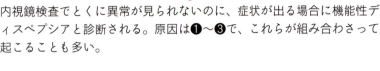

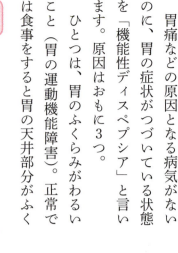

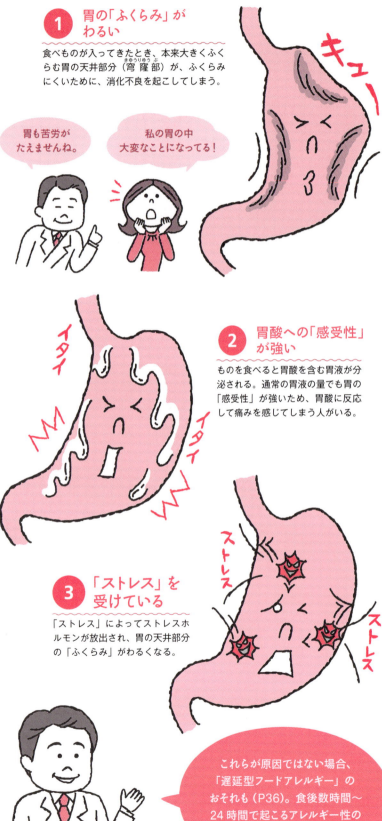

➡P36へ

「ふくらみ」

食べても胃がふくらまず、トラブルが連鎖していく

胃の研究で、大食いの人たちに大量のバリウムを混ぜたホットケーキを食べてもらい、内視鏡で胃の中を調べた実験があります。胃の天井部分が大きくふくらんで、そこに大量のホットケーキがたまっていました。

そして食べものはいったんとどまったあと、順々に胃の出口付近で粥《かゆ》状《じょう》になるまでくだかれて、十二指腸へ流れていきました。「食べものをためて、十分にくだいて、十二指腸へ流す」という消化活動がとどこおりなく行われていたのです。

つまりたくさん食べられる元気な胃は、その天井部分が大きくふくらむのです。反対に、少ししか食べられない胃は、天井があまりふくらみません。

天井部分のふくらみがわるいと、胃の下部に食べものがたまってしまうため、すぐにおなかいっぱいになります。さらに、食べものが胃で十分にくだかれることなく急速に送り出されると、十二指腸では処理しきれず、胃に送り返されます（十二指腸ブレーキ）。

逆流した食べものが未消化のまま胃の中にとどまると、胃もたれが起こります。

こうした機能障害が原因の「機能性ディスペプシア」の症状に対しては、胃のふくらみのわるさを改善する薬で治療します。

予防としては、消化に時間のかかる食べもの（P75）を避けるようにします。

食後、食べものが消化されずに
胃もたれ、胃痛が起こる

食後、胃が正常に動いていれば食べたものを長く胃にとどめて完全に消化できる。しかし、運動機能障害があると消化されない状態で腸へと送られるため、さまざまなトラブルが起こる。

正常な運動

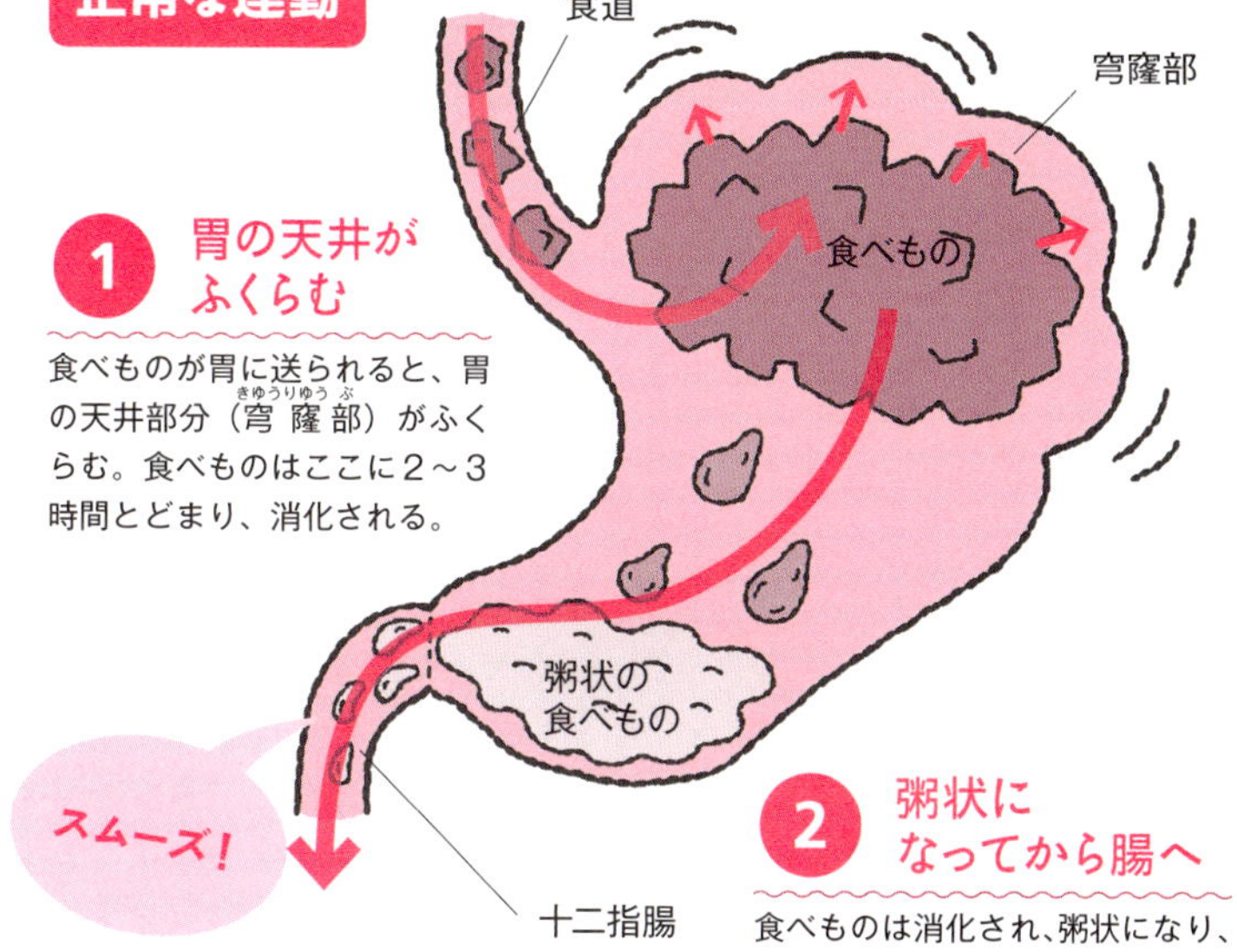
食道
穹窿部
食べもの
粥状の食べもの
スムーズ！
十二指腸

1 胃の天井がふくらむ

食べものが胃に送られると、胃の天井部分（穹窿《きゅうりゅう》部《ぶ》）がふくらむ。食べものはここに2～3時間とどまり、消化される。

2 粥状になってから腸へ

食べものは消化され、粥状になり、十二指腸へと送り込まれる。

運動機能障害を起こすと……

1 胃の天井部分がふくらまず、未消化のまま十二指腸へ

穹窿部がふくらまないため、すぐに胃が食べものでいっぱいになる。消化が進まない状態で食べものが十二指腸へと送られる。

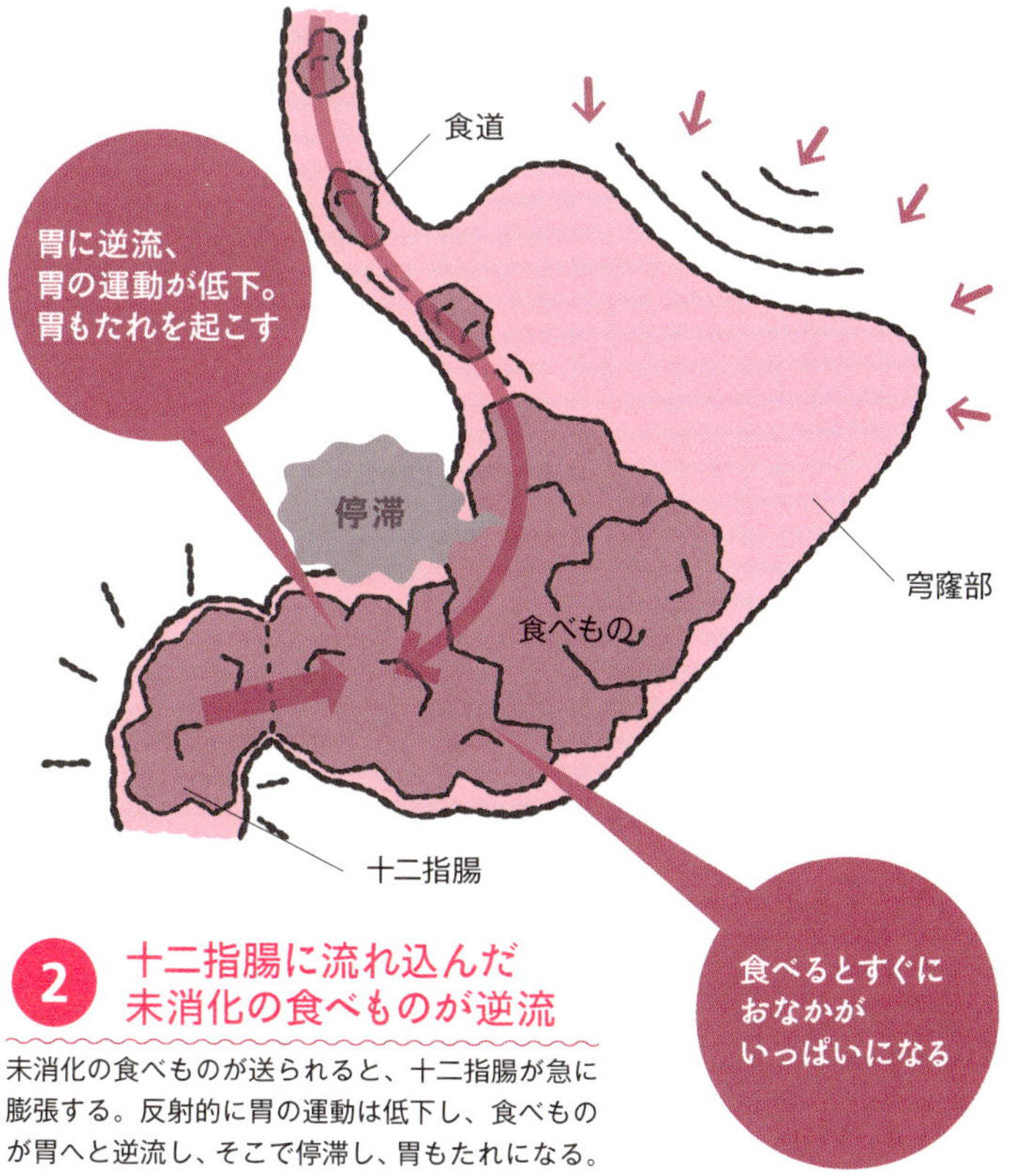
食道
胃に逆流、
胃の運動が低下。
胃もたれを起こす
停滞
食べもの
穹窿部
十二指腸
食べるとすぐに
おなかが
いっぱいになる

2 十二指腸に流れ込んだ未消化の食べものが逆流

未消化の食べものが送られると、十二指腸が急に膨張する。反射的に胃の運動は低下し、食べものが胃へと逆流し、そこで停滞し、胃もたれになる。

「ふくらみ」

新薬アコチアミドと漢方薬・六君子湯で解消できる

「機能性ディスペプシアかな？」と思ったら、まず消化器科を受診しましょう。

内視鏡検査をして胃にがんや潰瘍などの器質的な異常がないことがわかり、なおかつ慢性的（左下コラム参照）に症状がつづいているのであれば、機能性ディスペプシアと診断されます。診断がつけば、〝特効薬〟を処方してもらえます。

胃のふくらみがわるいタイプには、アコチアミドというよく効く薬があります。２０１３年に世界で初めて日本で機能性ディスペプシアの治療薬として認められた薬です。胃のふくらみを改善する効果があり、服用開始から2～3週間で胃の不快感がとれてきます。

さらに、アコチアミドによって一度さまざまな悪循環を断ち切り、症状のない期間が数か月つづくと、薬をやめてもその状態を維持できることが多いため、その後は薬に頼らなくてもよくなります。

また、漢方薬の六君子湯も効果的です。胃のゆるみ（適応性弛緩）を促して、その運動機能を高めます。

これは六君子湯に含まれているヘスペリジンという成分の効果です。ヘスペリジンはミカンの皮に含まれている成分です。ミカンの皮でも代用できます。

皮を天日で乾燥させたもの（5～10g）を細かく刻んで熱湯を注ぎ、少量の砂糖を加えたものを1日3回ほど飲むとよいでしょう。

胃のふくらみを改善する特効薬を服用する

「機能性ディスペプシア」と診断が下れば、アコチアミドという特効薬が処方される。また六君子湯という漢方薬にも、胃の運動機能を高める効果がある。

西洋薬　アコチアミド

医師の診断が下れば、アコチアミド（商品名：アコファイド）が処方される。胃の運動機能を助ける神経伝達物質アセチルコリンの働きを高め、胃のふくらみを改善し、食べものの排出を促す。

ストレスからくるさまざまな悪循環が改善

漢方薬　六君子湯《りっくんしとう》

六君子湯に含まれる陳皮《ちんぴ》には血流改善効果があるヘスペリジンという成分が含まれている。この成分が胃のゆるみを促し、胃の運動機能が高まる。診断がなくても薬局で買うことができる。

胃の運動機能が改善

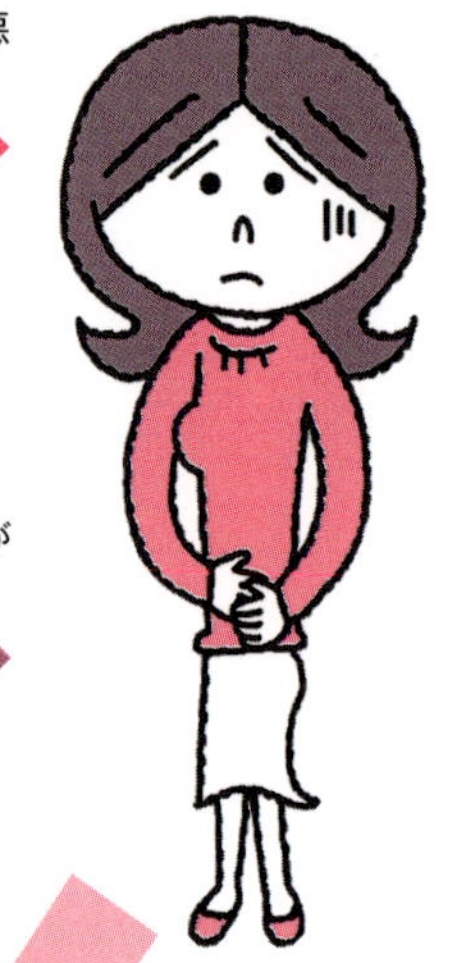

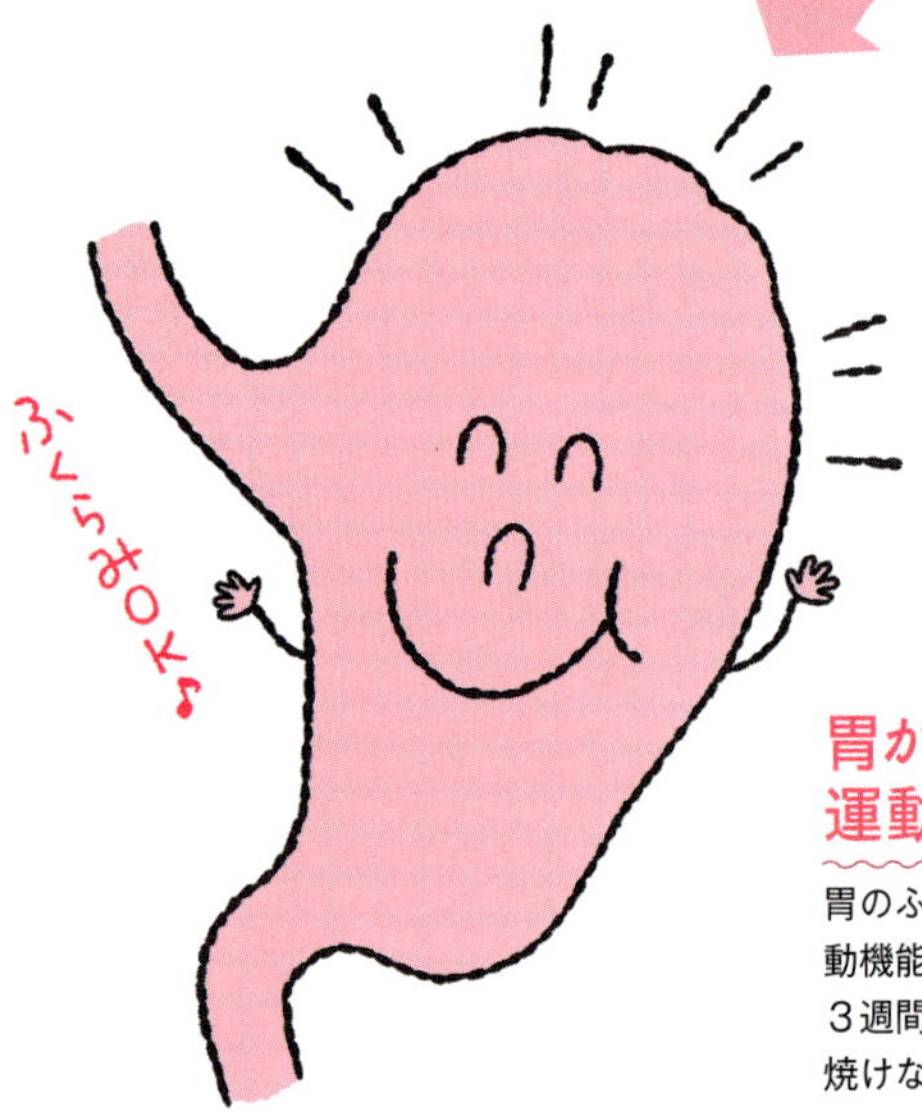

胃がふくらみ運動機能アップ

胃のふくらみがよくなり、運動機能も改善する。服用2～3週間で胃痛、胃もたれ、胸焼けなどの症状がおさまる。

●アコチアミドを服用するには内視鏡検査が必須

アコチアミドは2013年から処方されるようになった薬です。医療機関で処方してもらうには、「機能性ディスペプシア」と診断が下らなければなりません。そのためには、まず消化器科の内視鏡検査で胃潰瘍や胃がんではないことを明らかにし、さらにその症状がある程度長くつづき、慢性化していることが条件です。

内視鏡検査で異常がない

＋

症状が週２～３回以上／６か月以上前から始まり３か月以上つづいている

「感受性」

内臓知覚過敏には薬のほかに唐辛子も効果あり

　みぞおちが痛む、食後に胃がムカムカする、酸っぱいものがこみ上げてくる、という症状がある人は、胃の感受性が強すぎる、内臓知覚過敏が原因の機能性ディスペプシアだと考えられます。

　食事をすると胃酸が分泌されて消化を促します。胃酸に対して胃が刺激を受けやすい状態になると、前述のような症状があらわれます。

　胃酸の量が多い場合に起こるだけでなく、ふつうの量でも起こります。胃の壁（胃壁《いへき》）の胃酸に対する感受性の強さには個人差があるので、内臓知覚過敏になると、胃酸が出すぎていなくても刺激されて痛みを感じるのです。

　治療では、胃酸の分泌をおさえる薬を使います。病院では、プロトンポンプ阻害薬などが処方されます。ほかにも、H_2受容体拮抗薬があります。

　食事では、意外に思われるかもしれませんが、唐辛子がおすすめです。

　人間をはじめ生物には痛みを感じるレセプター（受容体）「TRPV《トラップヴィ》1《ワン》」がありますが、唐辛子に含まれるカプサイシンという成分には、このTRPV1の反応を鈍らせる脱感《だっかん》作《さ》という効果があります。

　唐辛子を食前に少しずつ摂取すると、胃痛などの不快な症状を感じにくくなることが期待できます。唐辛子の辛みが苦手なら、カプサイシンのサプリメントで構いません。継続してとってみるといいでしょう。

みぞおち痛、胸焼け、酸っぱいものがこみ上げる

胃の壁の感受性が強すぎるために、何か食べて胃酸が分泌されると通常の量でも痛みを感じてしまう。みぞおち痛や胸焼けなど特徴的な症状が見られる。

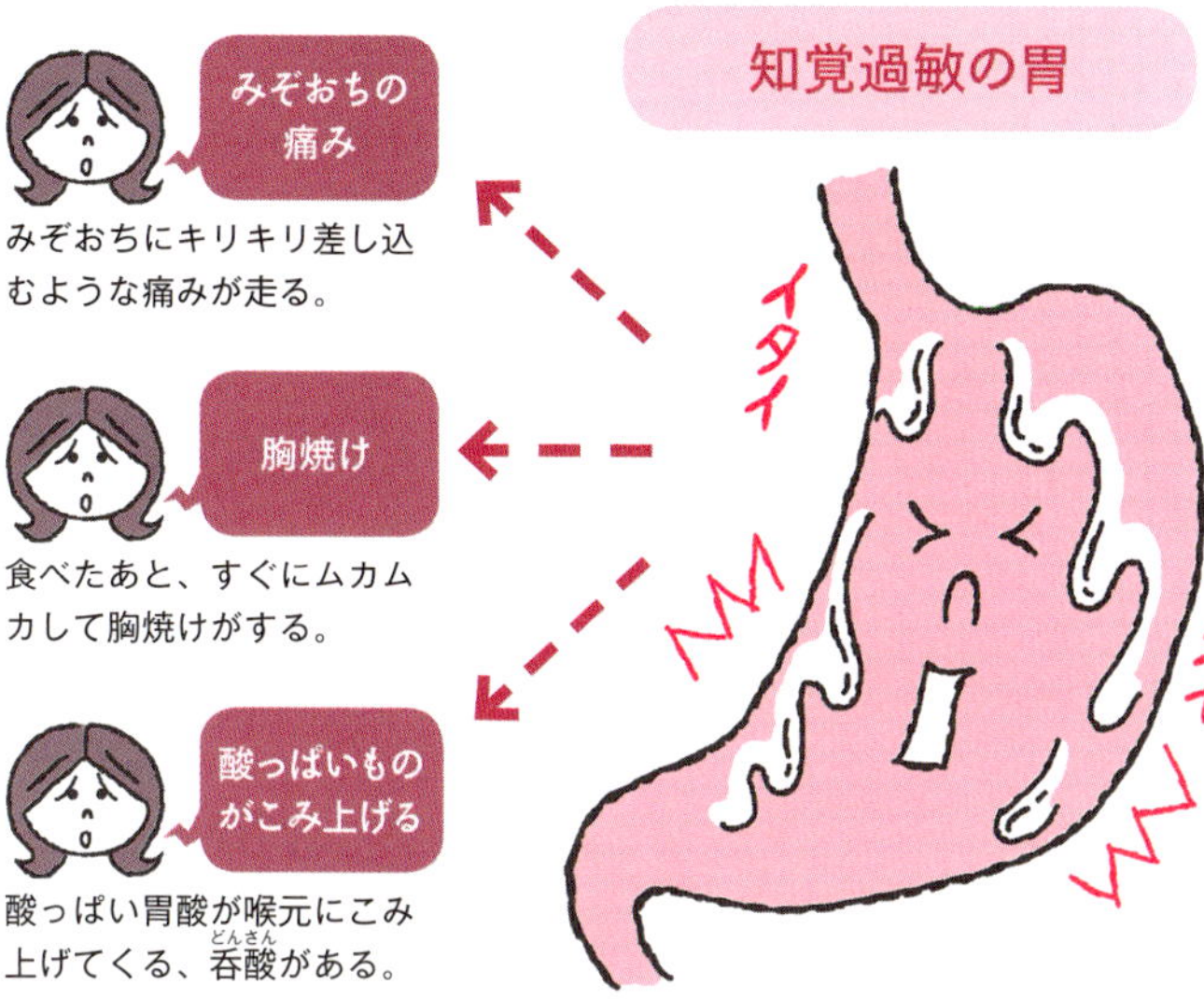
知覚過敏の胃
みぞおちの痛み
みぞおちにキリキリ差し込むような痛みが走る。
胸焼け
食べたあと、すぐにムカムカして胸焼けがする。
酸っぱいものがこみ上げる
酸っぱい胃酸が喉元にこみ上げてくる、呑酸《どんさん》がある。
イタイ
イタイ

胃酸の分泌をおさえる薬をのむ

通常の胃酸の量でも、痛みを感じてしまうため、分泌そのものをおさえる薬（胃酸分泌抑制薬）を服用する。食べものでは唐辛子が効果的である。

強力　薬

プロトンポンプ阻害薬（PPI）

胃酸をつくり出す信号そのものをブロックする。胃酸をつくらせないようにする強力な処方薬。

薬剤名：タケプロン（*ランソプラゾール）、
オメプラール（*オメプラゾール）、
パリエット（*ラベプラゾール）、
ネキシウム（*エソメプラゾール）、
ボノプラザン（*タケキャブ・P62）

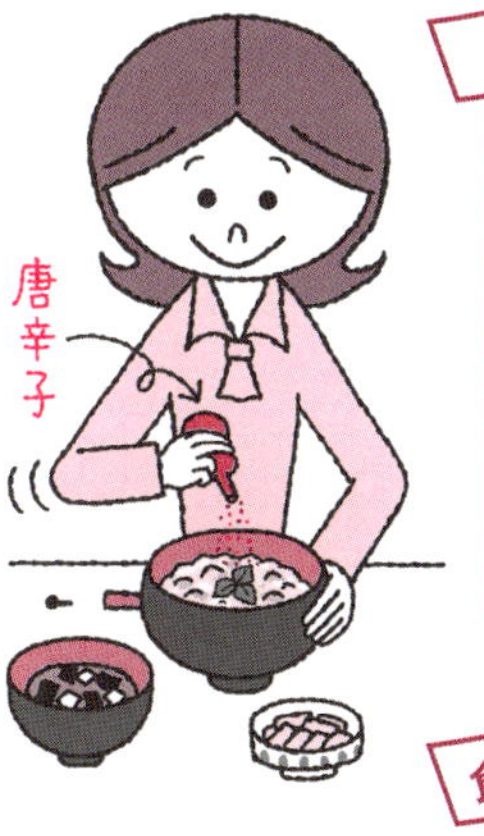
唐辛子

毎食唐辛子をひとふり。
少量を長くとると効果的。

薬

H_2受容体拮抗薬（H_2ブロッカー）

胃粘膜の胃壁細胞から出るヒスタミンH_2受容体に働き、胃酸分泌をおさえる。夜間の胃酸過多に効果が高い。

薬剤名：ガスター（*ファモチジン）、
タガメット（*シメチジン）、
ザンタック（*ラニチジン）、
アシノン（*ニザチジン）、
プロテカジン（*ラフチジン）

食べもの

唐辛子

唐辛子中のカプサイシンを長期的にとると、胃の知覚をつかさどる「TRPV1」の反応が鈍くなる。

*は商品名

「ストレス」

まずストレスで胃が働かなくなり、悪循環におちいる

機能性ディスペプシアは、胃の運動がわるくても、知覚過敏でも起こります。その両方に関係しているのがストレスです。ストレスを感じると、脳の視床下部からストレスホルモンCRF（P32）が分泌されます。このホルモンの作用により、胃の天井部分のふくらみがわるくなったり、胃酸の分泌が増えたり、胃の知覚過敏が起こったりします。

　胃もたれや胃痛などが起こると、その症状や食事を満足に食べられないことなどがストレスとなり、さらに症状が悪化します。

　こうした悪循環を断ち切るには、機能性ディスペプシアの治療をして症状を改善すること。そして休日はゆっくり休んだり、好きなことを楽しむなどしてストレス解消に努めることが大切です。

ストレスホルモンが「ふくらみ」や「感受性」にも影響

ストレスがきっかけとなり、胃の運動機能が低下。胃のふくらみがわるくなり、消化不良を起こしたり、胃酸が出すぎて痛みを感じやすくなったりする。

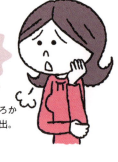

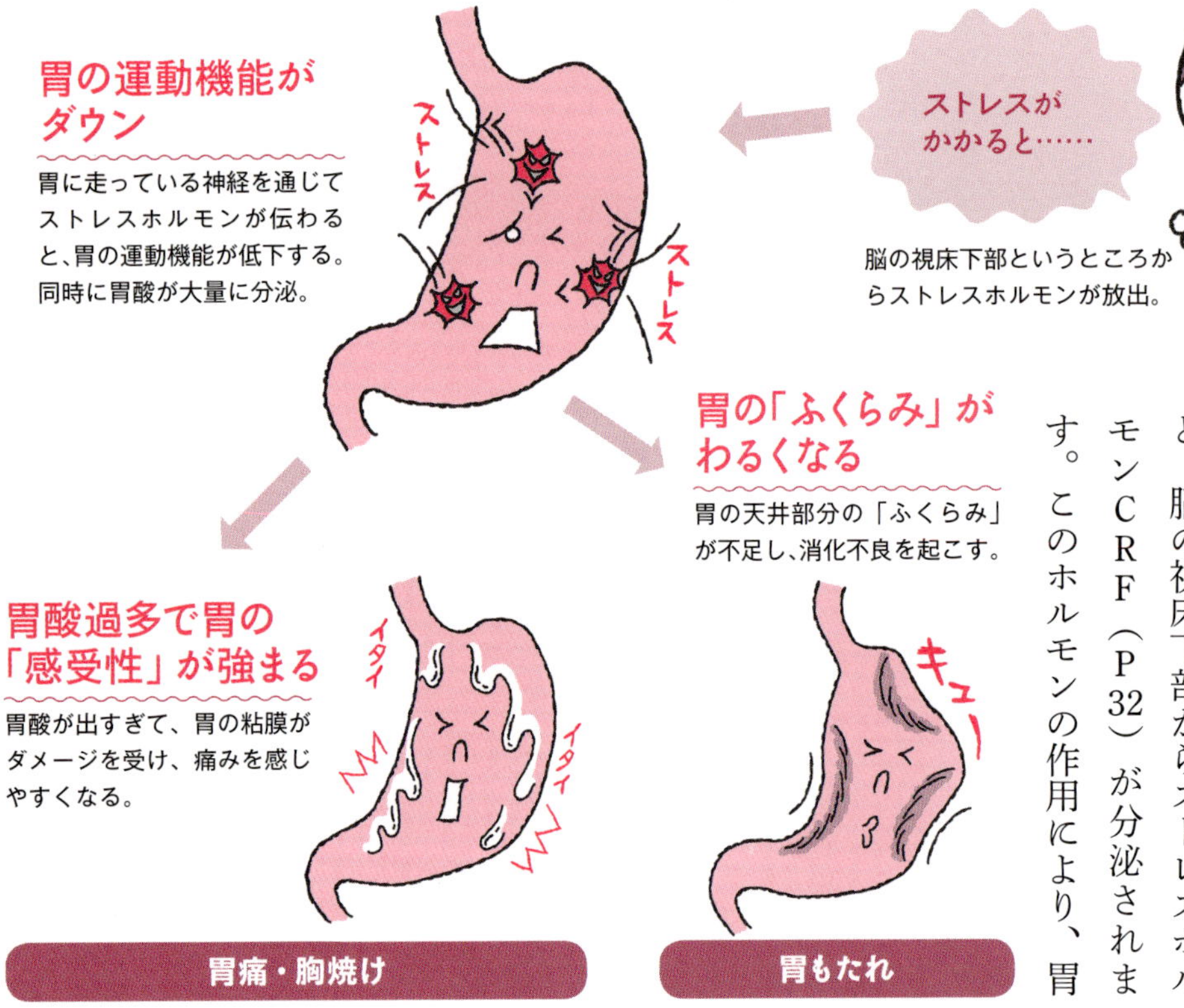

ストレスがかかると……
脳の視床下部というところからストレスホルモンが放出。
胃の運動機能がダウン
胃に走っている神経を通じてストレスホルモンが伝わると、胃の運動機能が低下する。同時に胃酸が大量に分泌。
ストレス
ストレス
胃の「ふくらみ」がわるくなる
胃の天井部分の「ふくらみ」が不足し、消化不良を起こす。
胃酸過多で胃の「感受性」が強まる
胃酸が出すぎて、胃の粘膜がダメージを受け、痛みを感じやすくなる。
イタイ
イタイ
キュー
胃痛・胸焼け
胃もたれ

●それでも治らないなら、遅延型フードアレルギーかも!?

　ストレスもあまりなく、胃の「ふくらみ」や「感受性」の問題もないのにおなかが不調なときは、「遅延型フードアレルギー」を疑ってみましょう。

　近年、アメリカで注目されるようになったアレルギーで、原因となるものを食べて、数時間から24時間後に腹痛や下痢が起こります。

　そのため、長年おなかの不調に悩んでいても、食べものとの因果関係に気づきづらいのです。

　すぐにアレルギーを引き起こす即時型と比べて、遅延型は大人に多く見られます。卵や乳製品、また日常的に食べているものが、アレルゲンになることも特徴です。

　皮膚科や消化器内科で行われる3万～5万円程度（自費負担）のアレルギー検査で、原因となる食べものを特定することができます。

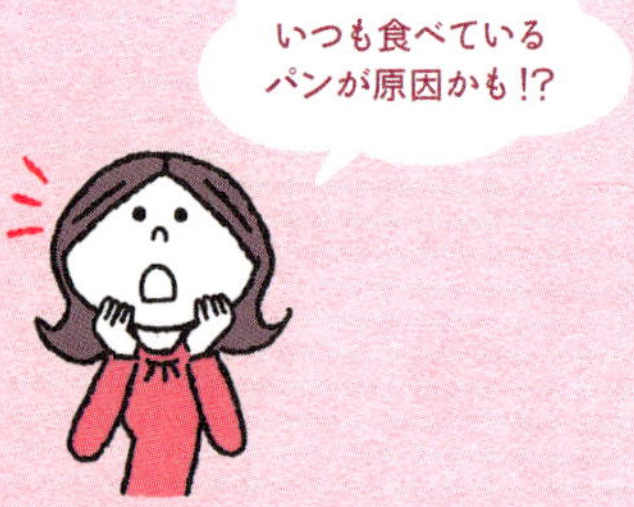

いつも食べているパンが原因かも!?

フードアレルギーの起こり方

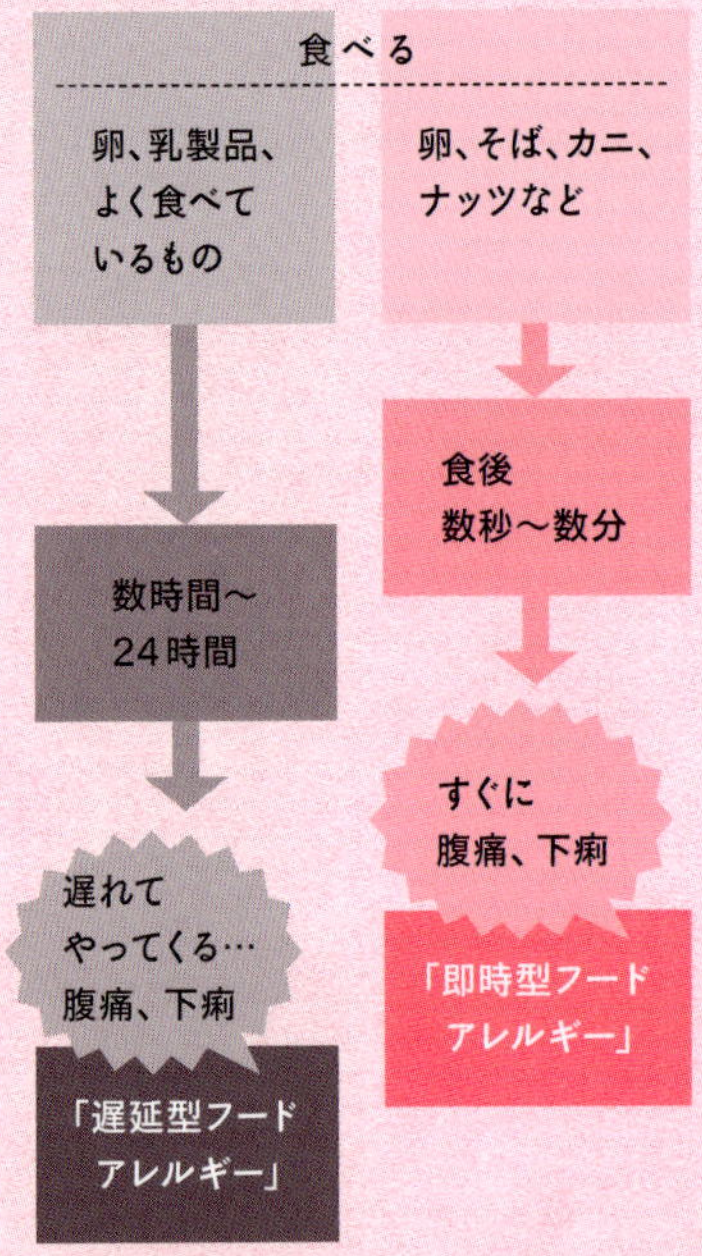

食べる
卵、乳製品、よく食べているもの
卵、そば、カニ、ナッツなど
数時間～24時間
食後数秒～数分
遅れてやってくる…腹痛、下痢
すぐに腹痛、下痢
「遅延型フードアレルギー」
「即時型フードアレルギー」

即時型のアレルギーはIgEという抗体によって引き起こされる。遅延型はIgGという、即時型とは異なる抗体が関与していると考えられている。

寝る前に食べると胃もたれするのは？

夜間の

空腹時おそうじ運動

深夜〜明け方にかけての就寝時、空腹状態の胃は大きく定期的に収縮し、日中に食べたものの残りカスや脱落した胃の細胞を、腸へと押し出すおそうじ運動が行われている。

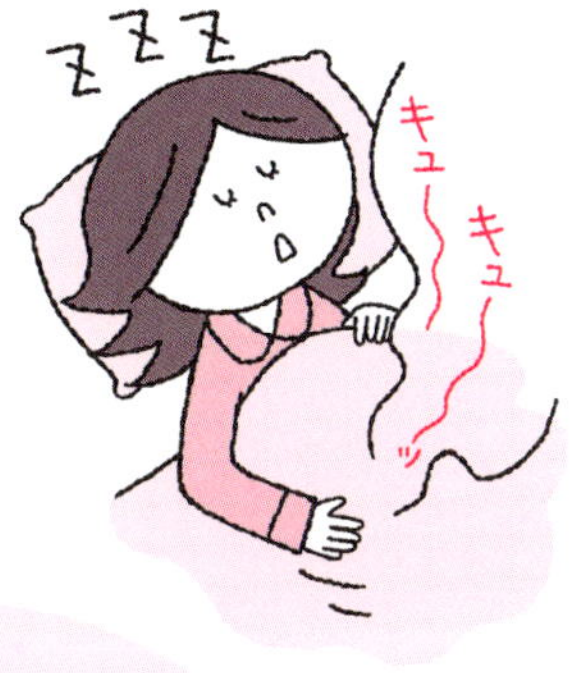
ZZZ
キュ〜キュ〜ッ

食後の

噛みくだき運動

食後は、胃の穹窿部が大きくふくらみ、消化活動が始まる。胃がこまめに収縮する噛みくだき運動によって、内容物が細かくなり、腸へと送り込まれる。

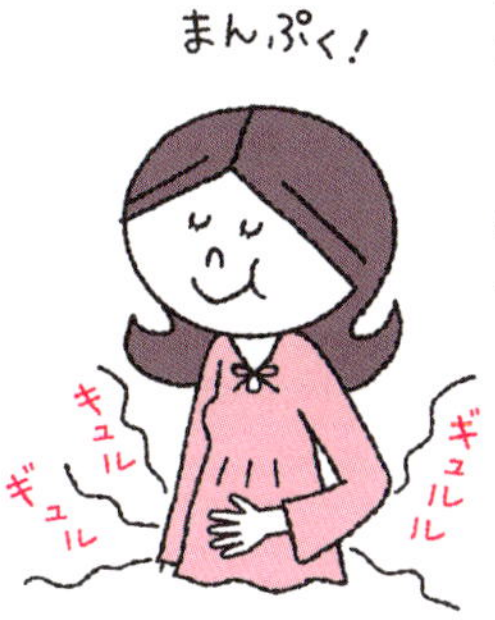
まんぷく！
キュルキュル
ギュルル

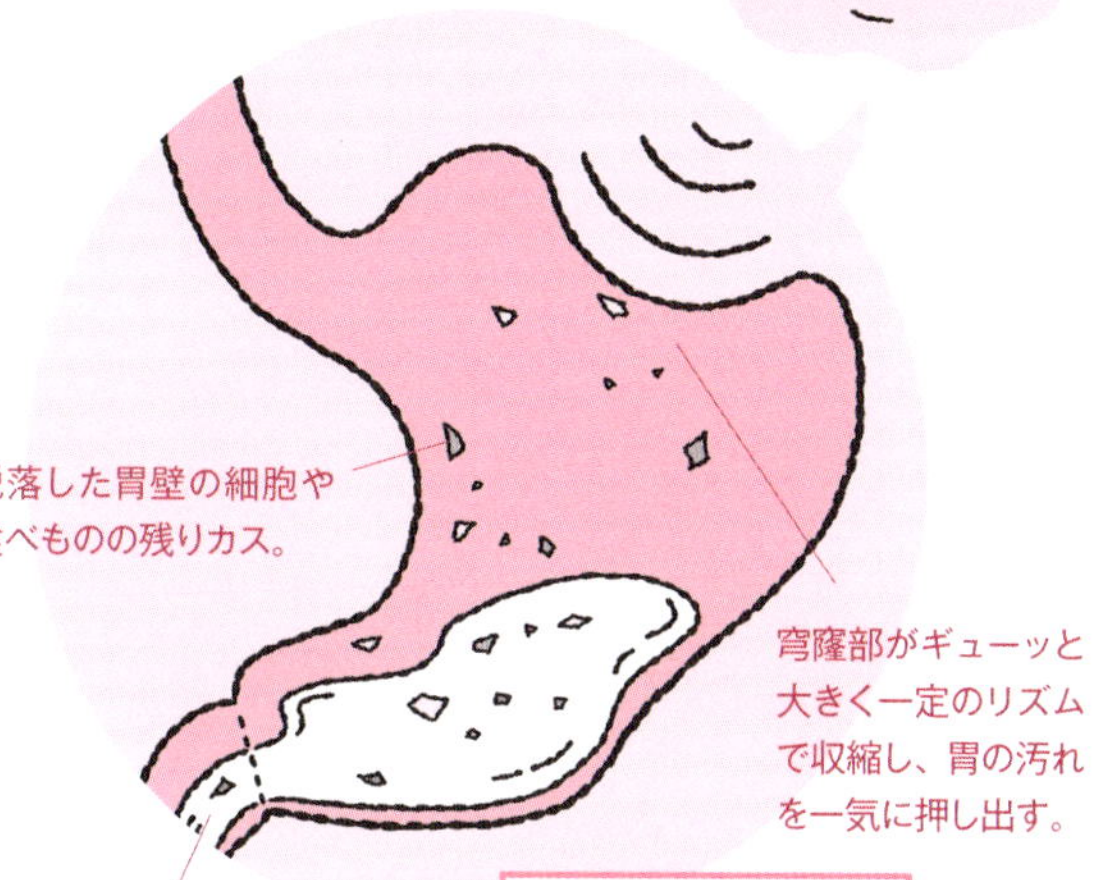
脱落した胃壁の細胞や食べものの残りカス。
穹窿部がギューッと大きく一定のリズムで収縮し、胃の汚れを一気に押し出す。
腸へと押し出される。
深夜〜明け方

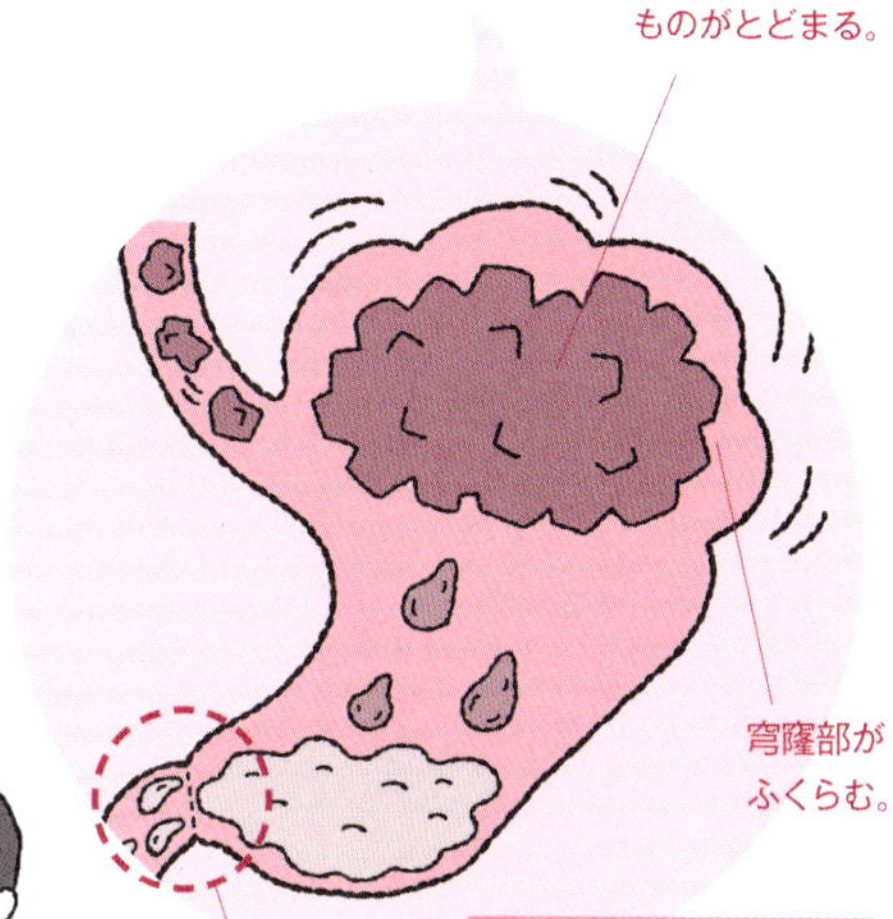
2〜3時間食べものがとどまる。
穹窿部がふくらむ。
食後2〜3時間
胃の出口（幽門前庭部）が1分間に約3回収縮し、内容物を細かくしていく。

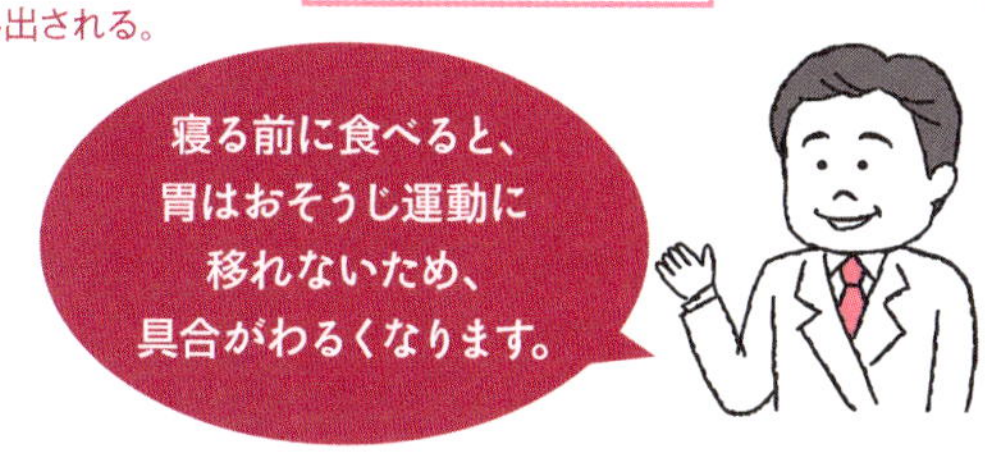
寝る前に食べると、胃はおそうじ運動に移れないため、具合がわるくなります。

夜遅くにごはんを食べたら、翌朝、胃もたれや胃痛がして朝食を食べられなかった……これは機能性ディスペプシアでない、健康な胃の持ち主にも起こります。夜遅い食事は、胃の働きに反しているためです。

胃の運動には「食後の噛みくだき運動」と「空腹時おそうじ運動」の2種類があります。

食事をして胃に食べものが入ると、出口付近が1分間に3回程度縮んで食べものをくだきます。食べものはドロドロの粥状になるまで噛みくだかれて、十二指腸へ送られます。

これが「食後の噛みくだき運動」です。

食後8時間ほどたって胃が空になると、今度は胃の穹窿部（天井部分）が大きく収縮し、胃にまだ残っている食べもののカスや細胞のはげ落ちたものなどを十二指腸へ押し流します。これが「空腹時おそうじ運動」（強収縮）。大きな収縮でグーという音が鳴ることもあります。

胃は、日中は噛みくだき運動を行い、夜中はおそうじ運動をしています。しかし、夜遅くに何か食べてしまうと、寝ているあいだも噛みくだき運動をしなければならず、おそうじ運動に移ることができません。

その結果、翌朝になっても胃の中に食べものがたまったままとなり、胃もたれなどが起こるのです。

胃を元気にするためには、規則正しい食事を心がけることも大切です（P73）。

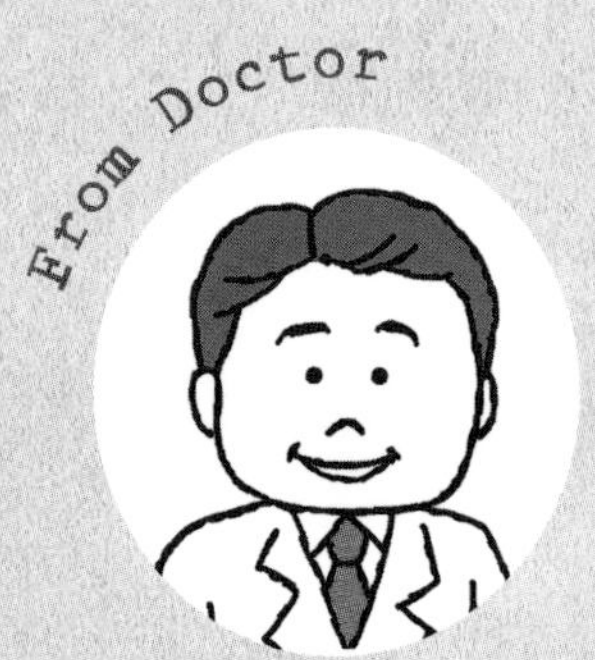

夏と冬はとくに注意して！

〝おなかの風邪〟後の機能性ディスペプシア

細菌性やウイルス性腸炎のあとの長引く胃の不調

腹痛や下痢をともなう急性の胃腸炎は「おなかの風邪」などと呼ばれます。胃腸炎は治ったのに、胃やみぞおちのあたりのもたれがつづくときは「感染後機能性ディスペプシア」が疑われます。

胃腸炎は冬と夏に起こりやすく、冬はウイルス性、夏は細菌性の胃腸炎にかかりやすくなります（P82）。ウイルスや細菌は、胃腸炎の症状がおさまったあとも、消化器の細胞にダメージを与えます。

胃の細胞のペースメーカーが破壊される

消化器の筋肉の層には「カハール介在細胞」という細胞があり、消化器の運動やリズムを調整するペースメーカーの役割を果たしています。ひどい細菌性やウイルス性の腸炎によってカハール介在細胞がダメージを受け、その細胞数が減ると、消化器の動きが悪化、機能性ディスペプシアが起こるのです。

細胞が修復されるまで3か月程度かかる

胃腸炎の発症から3か月ほどたつと、ようやくカハール介在細胞がつくられ、症状が自然とおさまります。ただし、症状が重いと、食事をとれなくなり、体重が激減。入院治療が必要になることもあります。

また最近では、重症の感染後機能性ディスペプシアに対して、幹細胞移植を行うと改善することが、マウスの実験で証明されました。

気になる症状があるときははやめに消化器の専門医を受診してください。暴飲暴食を避け、胃腸にやさしい生活を送りましょう。

若い男性に多い

さし込む腹痛、急な下痢

過敏性腸症候群

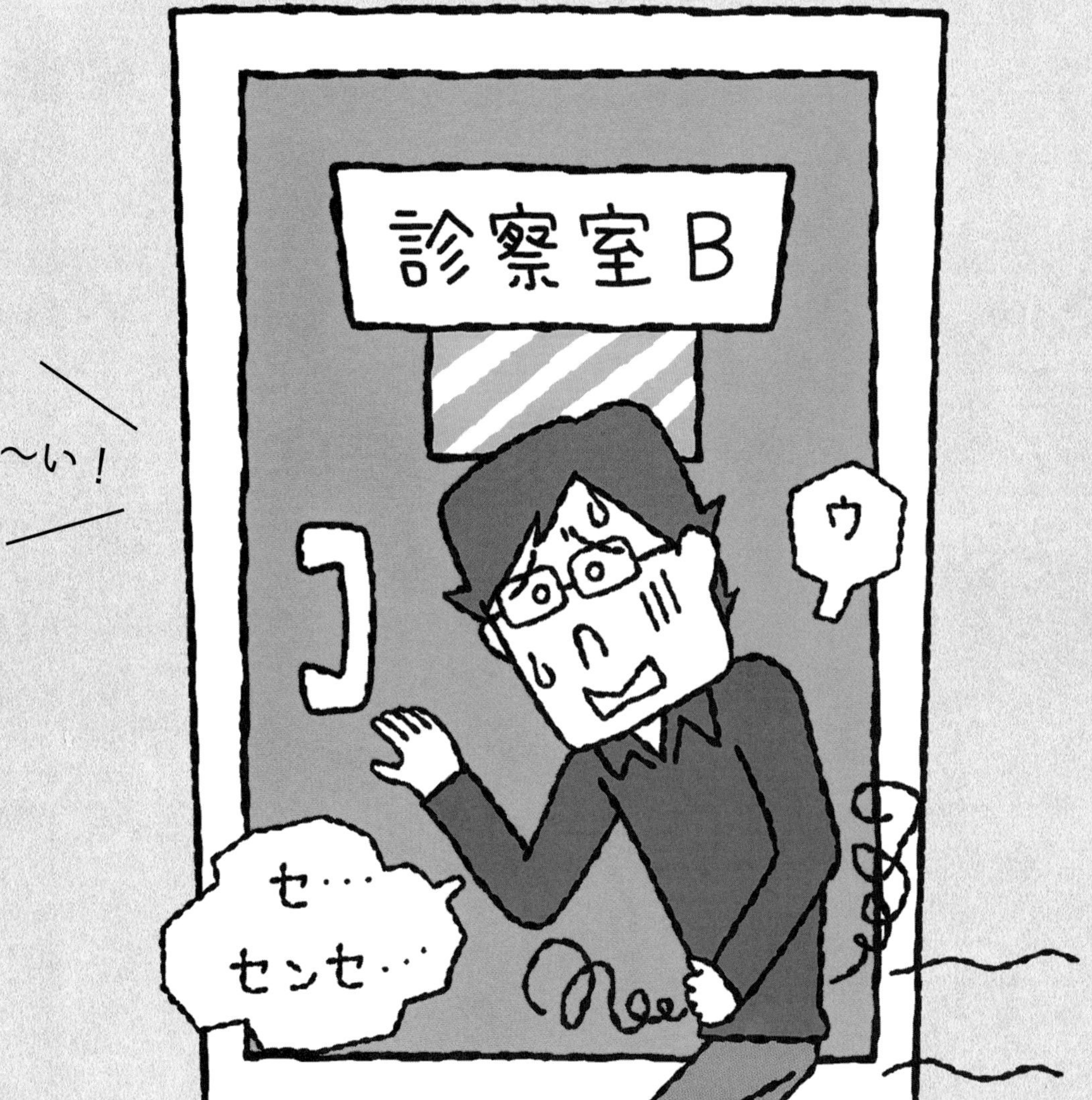

PART 3

痛みや下痢が月2回以上。勉強も仕事も不調で効率ガタ落ち

ボクは昔からおなかが弱くて、すぐ下痢になってしまうんです。中学生のころからこんな症状に悩まされていました。電車で通学していたのですが、よく途中下車してトイレに駆け込んでいました。

これまで病院にかかったことは？

ありません。下痢に悩んでも、コトが終われば問題なく生活できます。どこかわるいところがあるわけでもないので、体質だと思っていました。

下痢や腹痛は、テストの前によく起こりました。人前に出なければならない日の朝は最悪。いまも変わりません。おなかに爆弾をかかえているようなもので、勉強も仕事も集中できなくなります。

検査をする必要はありますが、何も見つからなければ「過敏性腸症候群」でしょう。「ＩＢＳ」とも言われます。あなたのように**下痢をともなう人もいれば、便秘をともなう人、その両方の人もいます**。下痢や便秘のいずれかが起こり、腹痛が生じるんです。

便秘になる人もいるんですか？

下痢も便秘も、大腸の動きに関係しています。下痢は腸の動きがはやすぎるために、逆に便秘は腸の動きが遅すぎるために起こります。過敏性腸症候群は、腸が過敏なために動きがはやくなったり遅くなったりするのです。

大きな原因はストレスで、10代から始まり、20～30代の男性ビジネスマンによく起こります。なんと日本人の1～2割に見られるトラブルなのです。アジア全体では全人口の9・6％がＩＢＳの患者さんで地球規模の社会問題になっています。

治りますか？

症状にあわせた効果的な薬が出ています。また、最新の食事療法なども出てきているので、試してみる価値はありますよ。

ストレスコントロールも必要です。実行すれば改善されます。

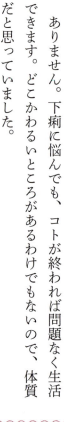

過敏性腸症候群の診断基準は？

この3つの条件に当てはまれば、過敏性腸症候群の可能性大。大腸がんなどでも似た症状が起こるため便潜血検査など、疑いがあれば検査を受け、正確な診断を医師にあおいで。

条件1

おなかの痛みや不快感を

1か月に2回以上

くり返す

条件2

排便すると痛みや

不快感などの

症状がやわらぐ

条件3

腹痛時に

便の回数が増減

（便秘、下痢）する

原因

ストレスや腸内環境の悪化で腸の運動が変調する

過敏性腸症候群は、文字通り腸が過敏になることで、下痢、便秘、腹痛をはじめ、全身にさまざまな症状が起こる病気です。

腸が過敏になるのには、軽い腸炎、腸内環境の悪化、ストレスという3つの原因があります。

3つの中でもストレスは、腸の運動にダイレクトに影響をおよぼします。ストレスを受けることで、腸の運動がはやくなったり、遅くなったりするため、下痢、便秘が起こるのです。

過敏性腸症候群は感受性が強くストレスを受けやすい世代、10～30代の若い人に多く見られます。入学、入社、異動の時期に、とくに発症しやすいと言われています。

逆に、年をとるほど患者数は減っていきます。これはストレス耐性や腸内細菌の変化のためだと考えられています。ストレスを受けにくくなると、症状は自然と出にくくなります。

腸が過敏になるのは3つの原因がある

過敏性腸症候群には、自分では気づきにくい3つの原因がある。軽い腸炎、腸内環境の悪化が体の内側で起こっていたり、またストレスは、腸の過敏性をさらに強めてしまうこともある。

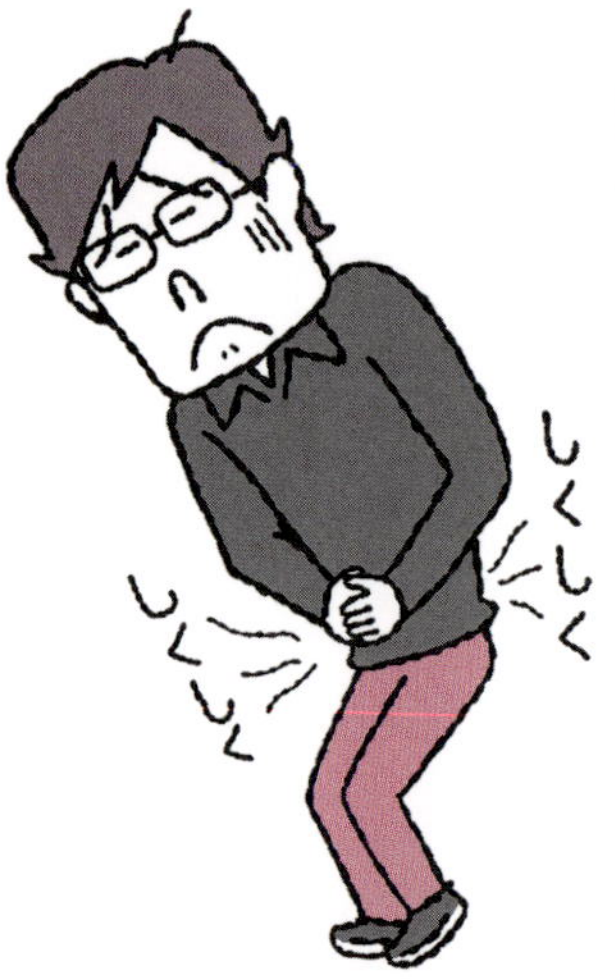

1 軽い腸炎がつづいている

ウイルスや細菌によって感染性の腸炎を起こし、きちんと治りきらずに軽い腸炎がずっとつづいているために、腸が過敏になっている。

感染性の腸炎
↓
軽い腸炎が慢性化する

2 腸内環境が悪化し、悪玉菌でいっぱい

腸内にいる細菌には善玉菌と悪玉菌がある。薬の服用や体調の変化で、悪玉菌が増えすぎると、その毒素で腸に炎症が起こる。

薬の服用・体調の悪化
↓
悪玉菌の毒素で炎症が起こる

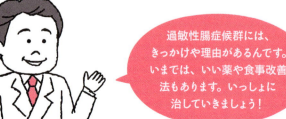

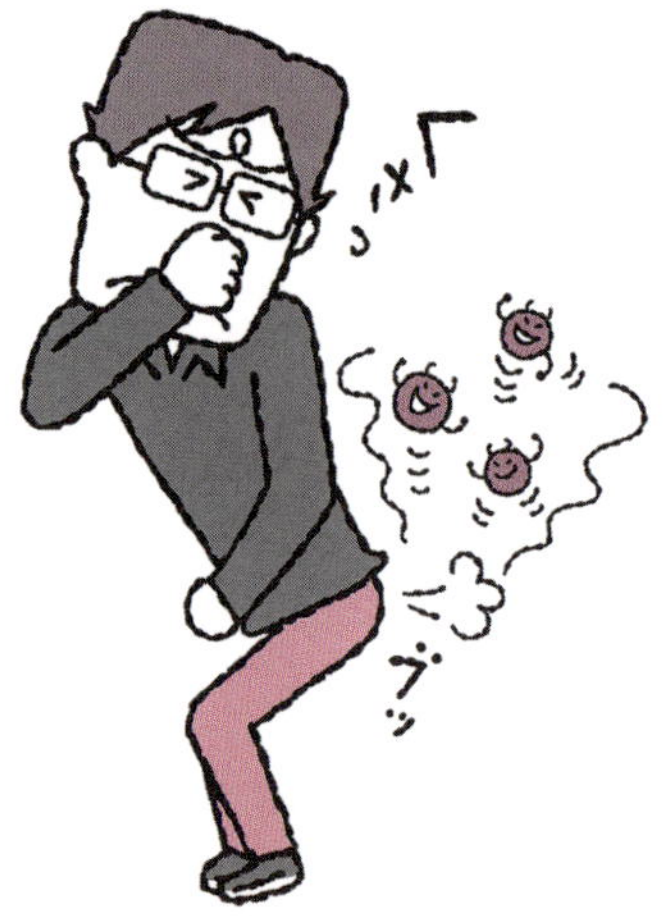

3 ストレスで胃腸の運動が変調をきたす

ストレスによって緊張すると、腸内で神経伝達物質のセロトニンが過剰に分泌される。腸の運動に変調をきたす。

神経伝達物質が過剰に分泌
↓
胃腸の運動に変調

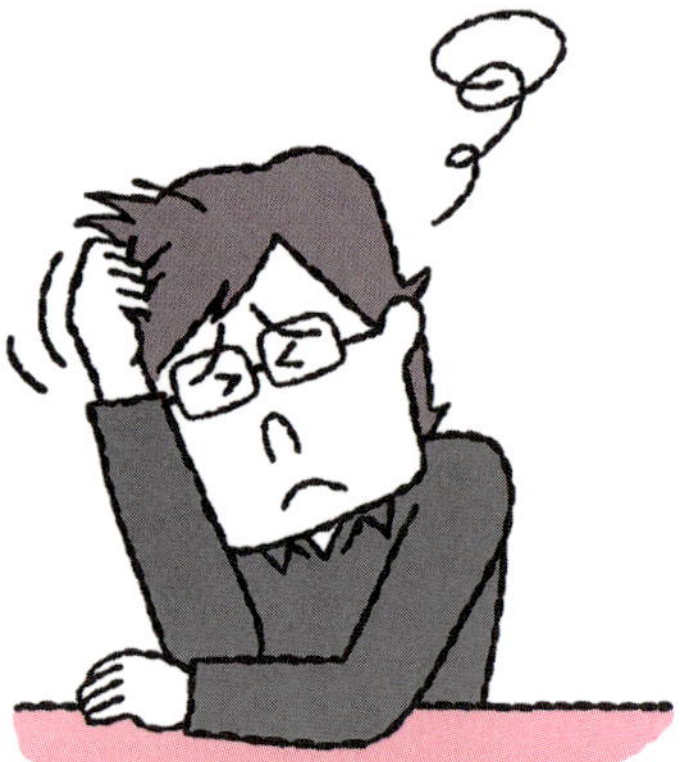

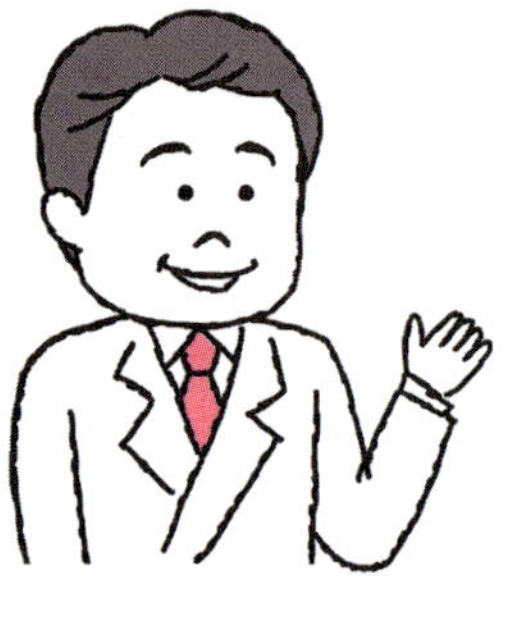

過敏性腸症候群には、きっかけや理由があるんです。いまでは、いい薬や食事改善法もあります。いっしょに治していきましょう！

下痢型、便秘型、混合型。3つの症状がある

過敏性腸症候群の代表的な症状は下痢と便秘です。下痢は男性に多く、便秘は女性に多いという傾向が見られます。下痢と便秘は表と裏のような関係です。腸の動きがはやく、便が腸にとどまる時間が短ければ下痢になり、逆に動きが遅く、とどまる時間が長ければ便秘になります（P44の表参照）。

また、腸の運動は神経と関係しているため、自律神経失調症の症状も見られます。腸の運動機能に異変が起こると、吐き気や膨満感など消化器の不調も起こります。

そしてそれらの不調をつねに抱えることで、イライラしたり、憂うつになったり、抑うつ状態におちいることも。過敏性腸症候群は、生活の質（QOL）全般を落としてしまう重大な病気なのです。

便の出方以外にも心やからだに不調が起こる

腸の不調は、全身にも影響し、さまざまな症状を引き起こす。結果的にこれらの不調によって、生活の質（QOL）そのものが落ちてしまう。

自律神経が失調気味

頭痛　頭重感　だるさ
めまい　耳鳴り　肩こり
など

腸の動きは、自律神経がつかさどっている。全身にも影響が出る。

腸の運動機能の変調

吐き気　嘔吐　食欲不振
膨満感　ガス　残便感
など

腸そのものの運動機能の変調から、消化器にも異常が起こる。

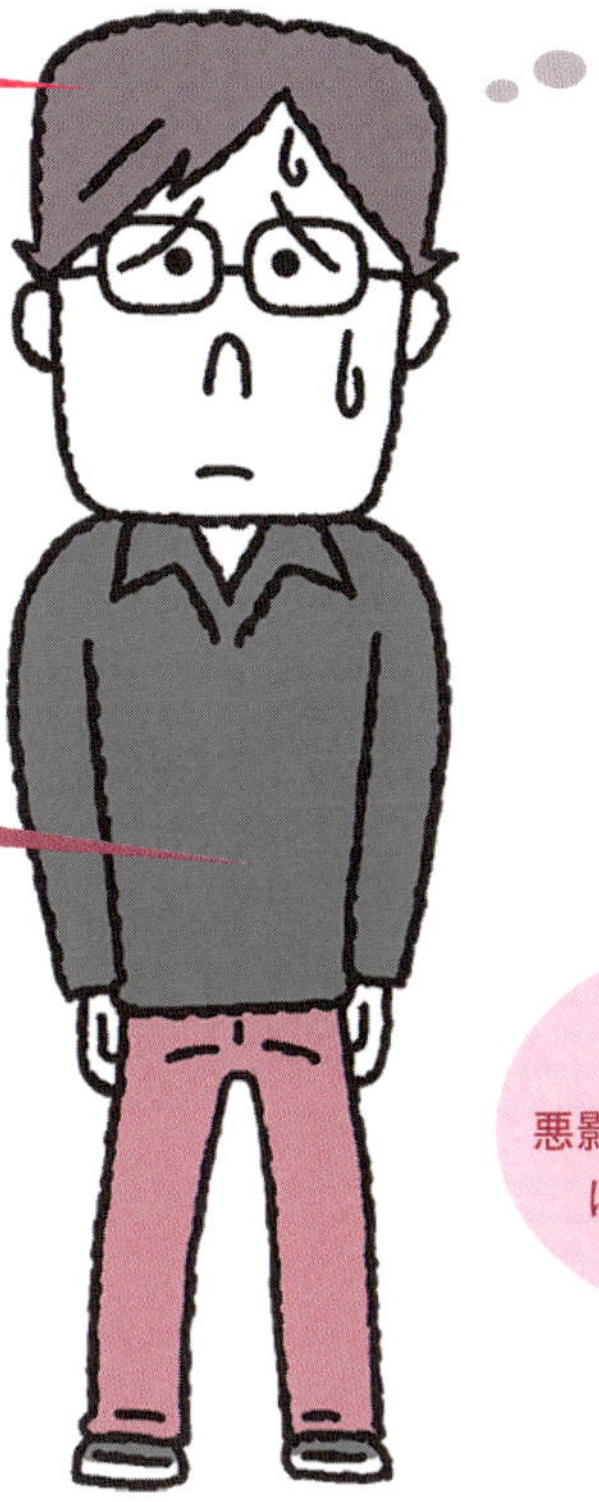
また不調になったら
どうしよう!?

抑うつ状態　不眠
イライラ　不安感
など

つねにおなかの不調を抱えていると、心身にストレス症状が見られるようになる。

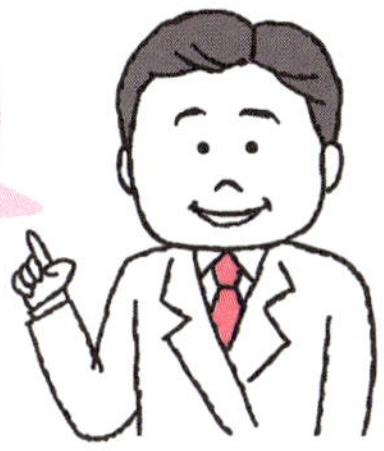
腸の不調は
生活すべてに
悪影響をおよぼします。
ほうっておいては
いけませんよ！

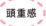

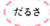

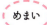

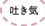

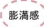

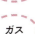

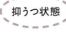

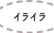

男女で傾向が分かれる過敏性腸症候群のタイプ

症状の出方は大きく分けて3つ。下痢を起こす、便秘になる、両方をくり返すタイプだ。いずれも便が出ると楽になる。男性は下痢、女性は便秘が多い。

男性にとくに多い　下痢型

突然、便意をもよおし、下腹部が収縮し、強い痛みを感じる。ドキドキと動悸を感じたり、冷や汗を流したりしながらトイレに駆け込むと、泥のような便（泥状便）が出たり、水のような便（水様便）が出たりする。便を出しきってしまえば、症状はおさまる。若い男性に多く見られる。

女性にとくに多い　便秘型

腸の動きが止まってしまい、3日以上便が出ない。腸内で便が長時間とどまるため、便の中の水分が吸収されすぎてしまい、かたく短い便やコロコロとした便になる。頭が重くなるような頭重感、頭痛、吐き気など、その他の症状も起こる。便が出れば症状はおさまる。若い女性に多い。

男女ともに見られる　混合型

便秘が長くつづいたあとに、下痢が始まる。下痢がおさまると、ふたたび便秘になる。排便をきっかけとして、腸の動きがはやくなりすぎたり、遅くなりすぎたりする。つねに腸の運動が不安定なので、下痢と便秘を定期的に交互にくり返す。若い世代に多く、男性にも女性にも見られる。

薬で治す

下痢、便秘の症状にあわせて2種類の薬を使う

過敏性腸症候群がなぜ起こるのか、いまだはっきりした原因は解明されていません。

最新の研究では、過敏性腸症候群の人は腸内細菌の種類が異なり、それらが産生する有機酸（酢酸、プロピオン酸）が健康な人よりも過剰なことがわかってきました。

加えて、ストレスや食べものが影響していますので、生活習慣全般を見直す必要があります。

ただ、習慣を変え、体質を改善するには、ある程度時間がかかります。いまのつらさ、痛みをとり除くには、食事を工夫することも大切です。

また、症状のタイプに応じて効果的な薬があります。胃腸科や消化器科にかかり、検査をし、必要であれば薬を処方してもらいましょう。

消化管にとどまる時間の長さで便のかたさが変わる

便には7段階のかたさがある。消化管にとどまる時間が長いほど便秘に、時間が短いほど下痢になりやすい。過敏性腸症候群では、その両方が起こる。

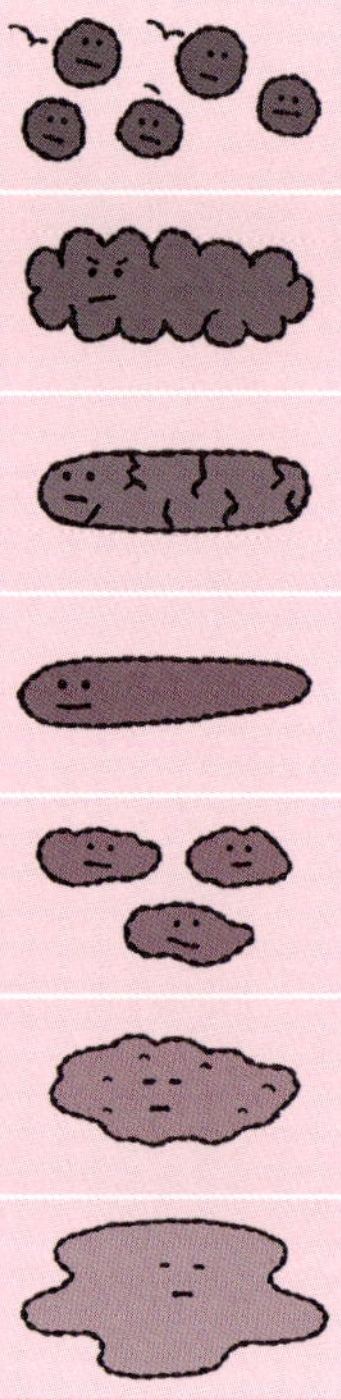

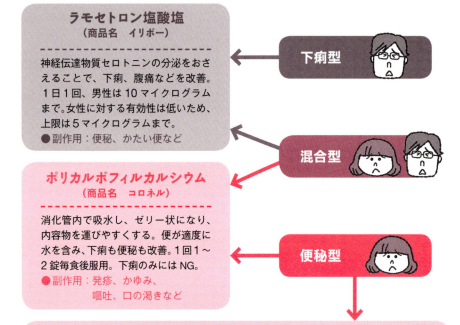

便秘		
コロコロ便	ウサギのようにポロポロとした便。
かたい便	コロコロした便がかたまったような便。
ややかたい便	かたまっているがヒビが入っていてややかたい便。
普通便	ある程度水分をふくんだなめらかな便。
やややわらかい便	形はとどめているもののやわらかい便。
泥状便	泥のかたまりのような便。
水様便	形をなさない水のような便。
下痢		

下痢型と便秘型で薬の働きが異なる

検査を経て「過敏性腸症候群」と診断が下れば、薬が処方される。下痢型には神経伝達物質に働く薬、便秘型には消化管内の水分を調整する薬を使用する。

ラモセトロン塩酸塩
（商品名　イリボー）

神経伝達物質セロトニンの分泌をおさえることで、下痢、腹痛などを改善。1日1回、男性は10マイクログラムまで。女性に対する有効性は低いため、上限は5マイクログラムまで。
●副作用：便秘、かたい便など

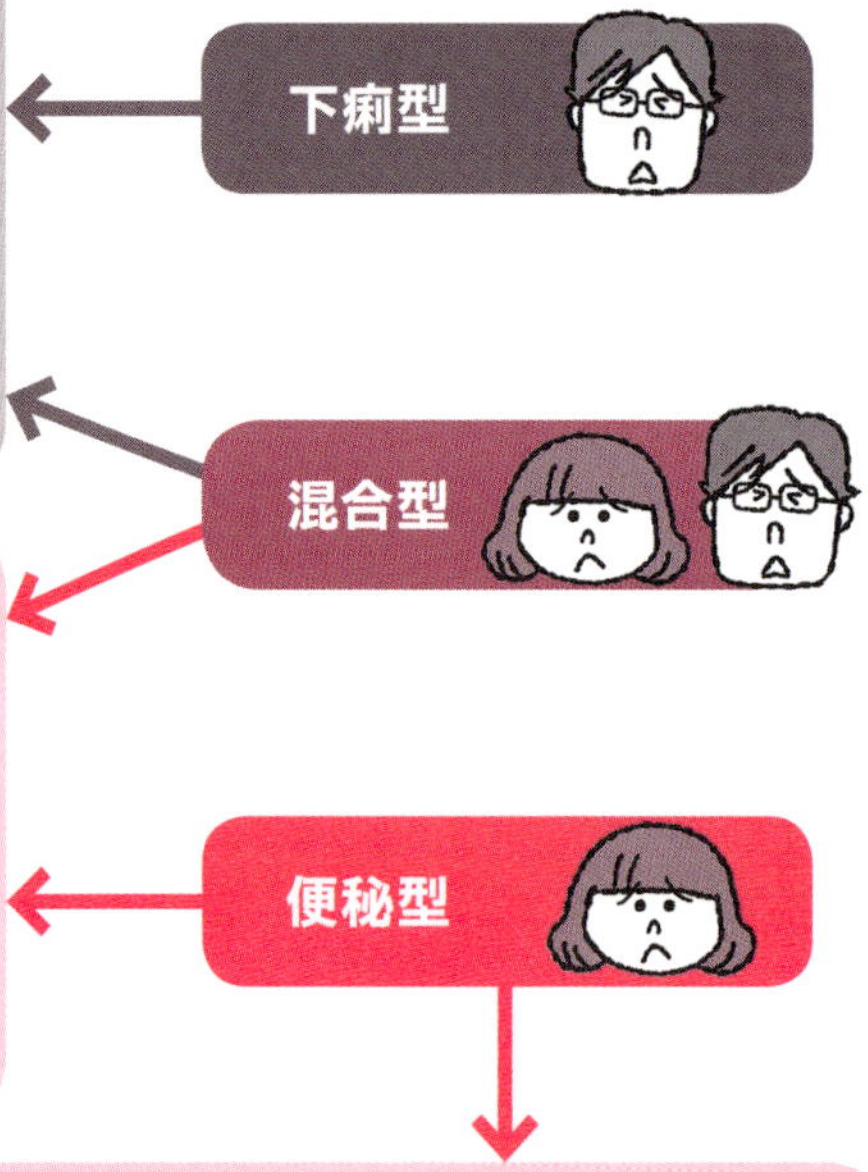

ポリカルボフィルカルシウム
（商品名　コロネル）

消化管内で吸水し、ゼリー状になり、内容物を運びやすくする。便が適度に水を含み、下痢も便秘も改善。1回1～2錠毎食後服用。下痢のみにはNG。
●副作用：発疹、かゆみ、嘔吐、口の渇きなど

リナクロチド（商品名　リンゼス）

腸管内への水分分泌を促進することにより、排便を促進する。大腸の痛覚過敏を改善することにより、腹痛・腹部不快感をやわらげる効果もある。1回2錠1日1回服用。
●副作用：下痢（ひどくなったら1錠に減量）

食事で治す

低FODMAP食で腸内異常発酵を止める

過敏性腸症候群の最新研究では炭水化物に含まれる、特定の糖質「FODMAP《フォドマップ》」が注目されています。過敏性腸症候群の人は、FODMAPというある種の糖質を小腸でうまく吸収できない体質なので、これらを多く摂取したときに不調が起こりやすくなります。

本来、糖質は消化酵素で分解され、小腸で吸収されます。ところがFODMAPは小腸で吸収されにくいため、小腸から大腸へとそのまま送られます。そして大腸で腸内細菌とFODMAPが異常発酵を起こし、過剰な水素ガスが発生し、腸の働きが不調になるのです。

欧米、豪州では低FODMAP食が盛んです。FODMAPが多い食品を避け、症状の引き金となる糖質を特定していく方法です（P46）。

小腸の運動機能が高まりすぎておなかが痛くなる

過敏性腸症候群の人は、FODMAP食に含まれる糖質をうまく小腸で吸収できないために、小腸内で水分が過剰に増え、その運動機能が高まりすぎ、腸全体が過敏になる。おなかが痛くなったり、ガスがたまったりする。

過敏性腸症候群の人がFODMAP食を食べると……

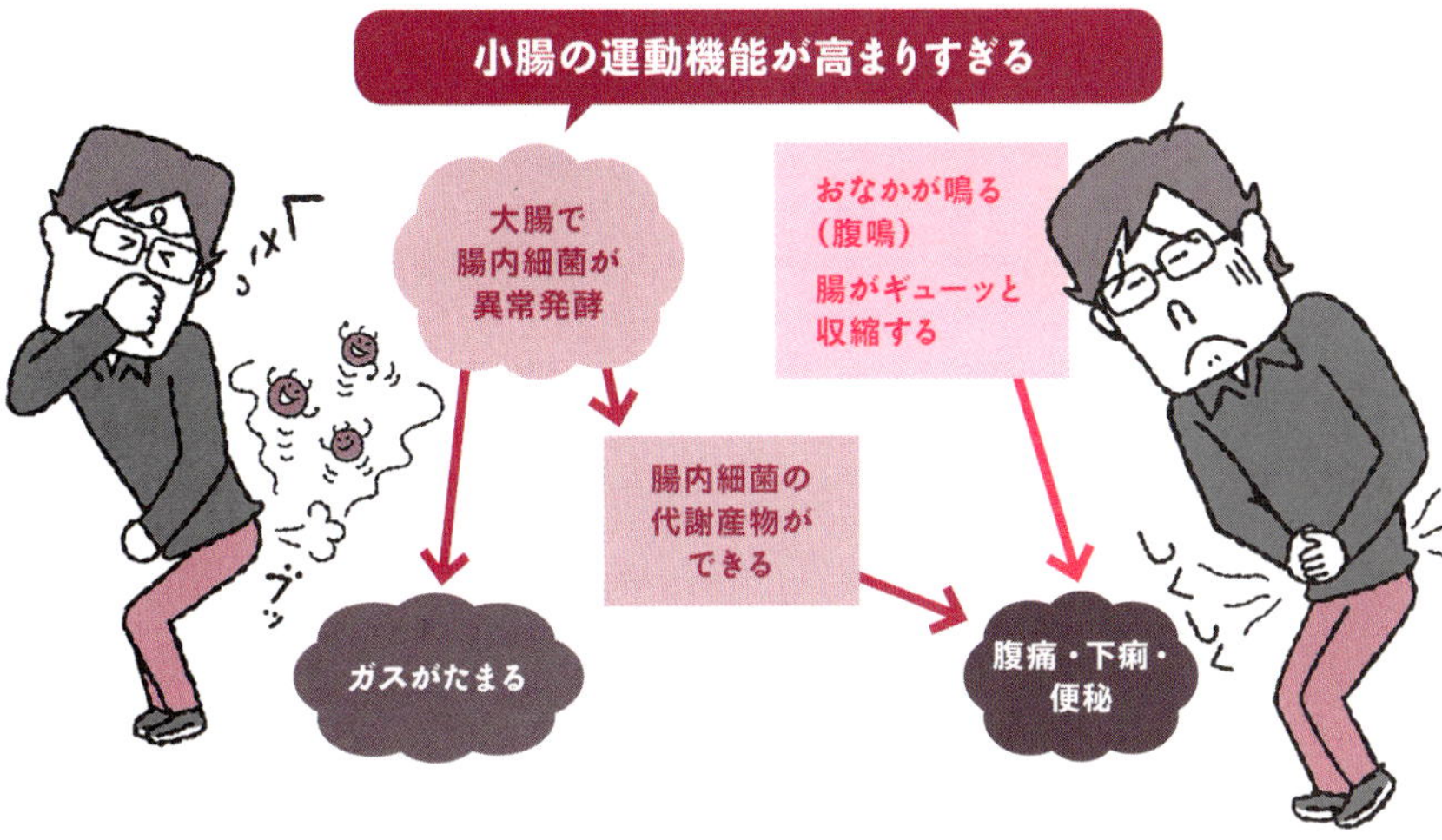

小腸の運動機能が高まりすぎる
大腸で腸内細菌が異常発酵
おなかが鳴る（腹鳴）
腸がギューッと収縮する
腸内細菌の代謝産物ができる
ガスがたまる
腹痛・下痢・便秘
ブッ
しくしく
しくしく

過敏性腸症候群を引き起こすのはある種の糖質「FODMAP」？

FODMAPは、炭水化物に含まれる過敏性腸症候群を引き起こすと考えられる特定の糖質の略称。これらの糖質を含む食品をとると、腸の運動が過敏になり、ガスが増える。

FO	Fermentable Oligosaccharides（発酵性のオリゴ糖）	・ガラクタン（ガラクトースの重合体）…レンズ豆、ひよこ豆などの豆類に含まれる。 ・フルクタン（フルクトースの重合体）…小麦やタマネギなどに含まれる。
D	Disaccharides（二糖類）	・二糖類に含まれる乳糖…高乳糖食（牛乳、ヨーグルト）に含まれる。
M	Monosaccharides（単糖類）	・フルクトース…果糖。果実、ハチミツなどに含まれる糖の一種。
And		
P	Polyols（ポリオール類）	・ポリオール（ソルビトール、キシリトール）…マッシュルームやカリフラワー、くだもの類に含まれる。

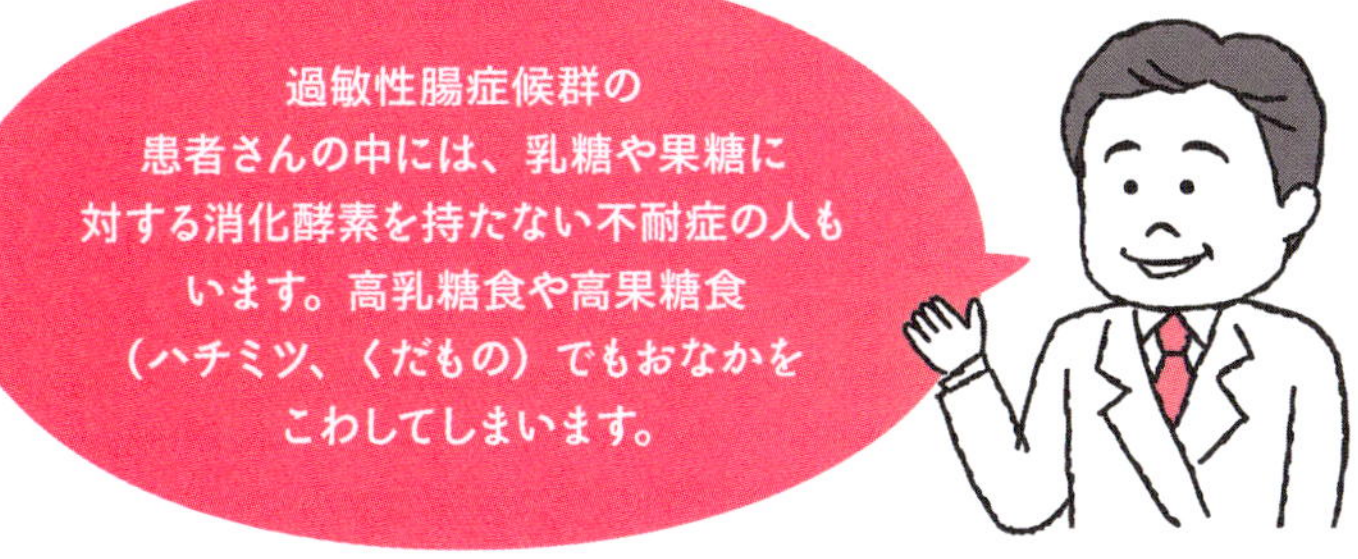

過敏性腸症候群の患者さんの中には、乳糖や果糖に対する消化酵素を持たない不耐症の人もいます。高乳糖食や高果糖食（ハチミツ、くだもの）でもおなかをこわしてしまいます。

低FODMAP食　食品OK・NGリスト

最初に3週間、高FODMAP食を控え、低FODMAP食をとる。次に高FODMAP食でふだんよくとっていたものを、おなかの調子を見つつ1品ずつとり入れる。

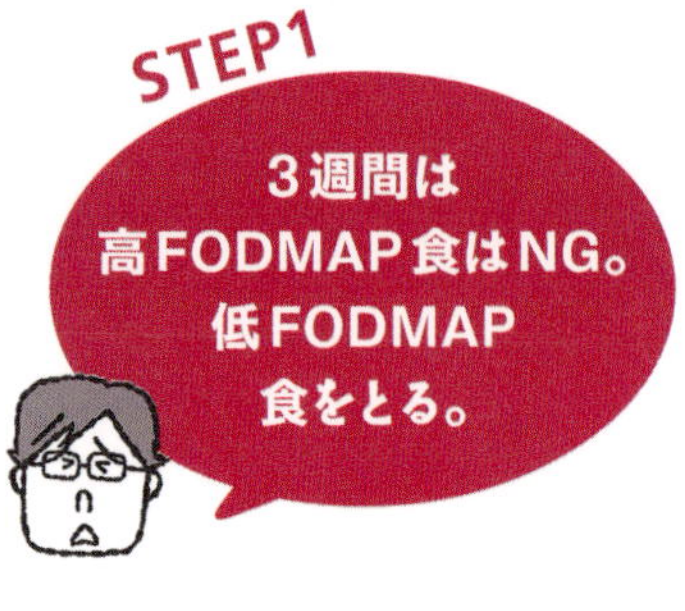
STEP1
3週間は
高FODMAP食はNG。
低FODMAP
食をとる。

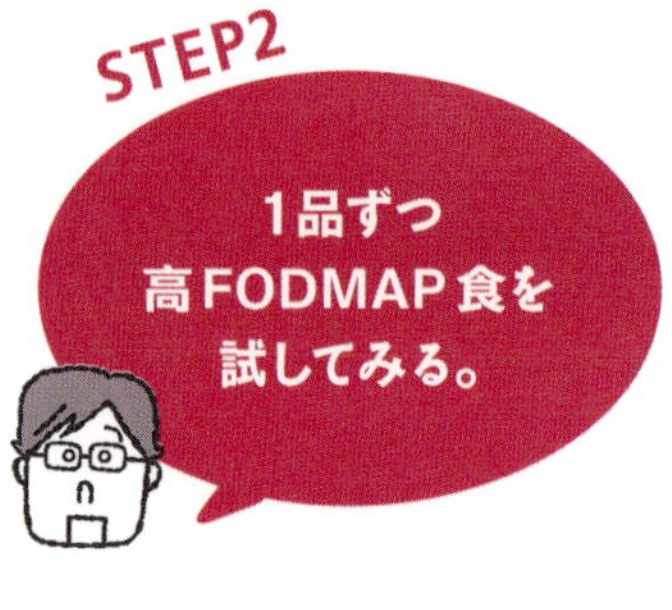
STEP2
1品ずつ
高FODMAP食を
試してみる。

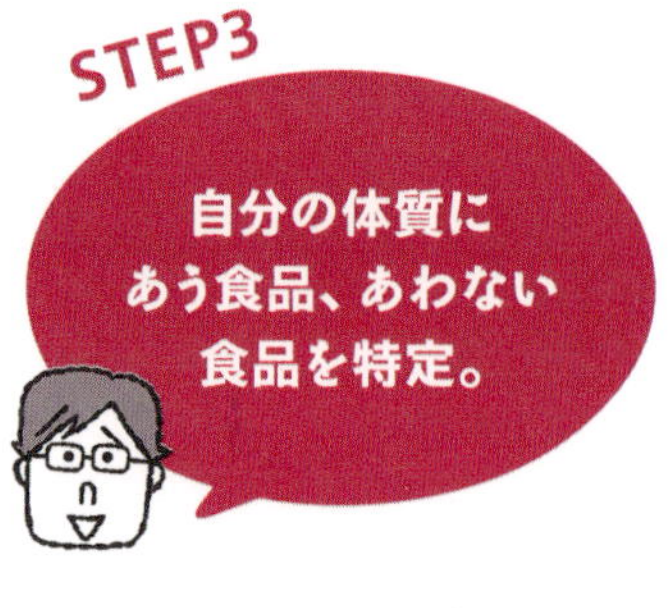
STEP3
自分の体質に
あう食品、あわない
食品を特定。

	低FODMAP食	高FODMAP食
穀類	米、米粉類、そば、グルテンフリー（小麦粉不使用）食品、シリアル（米、オートミール）、オートミール、タコス、スターチ、コーンスターチ、コーンミール、ポップコーン　など	大麦、小麦、ライ麦、うどん、そうめん、パスタ、ラーメン、パン、ケーキ、パンケーキ、焼き菓子、クッキー、シリアル（穀物、ドライフルーツ、ハチミツ）、トウモロコシ、ピザ、パイ、お好み焼き、たこ焼き、クスクス（小麦）　など
野菜類	ナス、トマト、トマト缶、ブロッコリー、ニンジン、パースニップ、ジャガイモ（1個まで）、サツマイモ（半分まで）、カボチャ、ポテトスターチ、ポテトチップス（少量）、ホウレンソウ、キュウリ、ショウガ、オリーブ、オクラ、レタス、タケノコ、モヤシ、チンゲンサイ、セロリ（少量まで）、普通のキャベツ、白菜、カブ、ラディッシュ、ズッキーニ、パセリ、豆腐、タピオカ　など	豆類（ひよこ豆、レンズ豆、さやえんどう、大豆）、アスパラガス、ピーマン、ネギ、ちりめんキャベツ（サボイ）、カリフラワー、タマネギ、ニラ、ニンニク、納豆、ゴボウ、セロリ、マッシュルーム、キムチ、菊芋、フライドポテト　など
くだもの類	バナナ、イチゴ、ココナッツ、ブドウ、メロン、オレンジ、ネーブルオレンジ、キウイ、レモン、ライム、キンカン、パイナップル、ザボン、ラズベリー、ブルーベリー、クランベリー、タンジェリン、ドリアン、ドラゴンフルーツ、栗　など	リンゴ、スイカ、あんず、モモ、ナシ、アボカド、ライチ、グレープフルーツ、カキ、西洋ナシ、パパイヤ、サクランボ、干しブドウ、プルーン、プラム、ザクロ、キイチゴ、グアバ、スモモ、プラム、イチジク、これらを含んだジュース・ドライフルーツ　など
飲みもの類	紅茶、コーヒー（何も入れないピュアコーヒー）、緑茶、ココア、チャイ、ペパーミントティー、タピオカティー、レモンジュース、クランベリージュース、レモネード（無糖）、水、ミネラルウォーター、ジン、ウォッカ、ウイスキー、ドライなワイン、ビール（1杯まで）、白茶　など	ウーロン茶、ハーブティー、シリアルコーヒー（穀物飲料）、麦芽コーヒー、チャイ（濃いもの）、カモミールティー、アップルジュース、マンゴージュース、オレンジジュース、フルーツジュース、ナシジュース、レモネード（加糖）、マルチビタミンジュース、エナジードリンク、ビール（2杯以上）、ポートワイン、リキュール類、ラム、シェリー、スパークリングワイン（甘いもの）　など
乳製品など	バター、マーガリン（牛乳を含まないもの）、豆乳、ラクトフリー（乳糖が入っていない）製品、ブリーチーズ、バターチーズ、カマンベールチーズ、チェダーチーズ、ゴルゴンゾーラ、モッツァレラ、パルメザンチーズ、ココナッツミルク、ココナッツウォーター、アーモンドミルク　など	牛乳（乳糖を含む乳製品全般）、ヤギ乳、ラッシー、サワーミルク、クリーム類全般、ブルーチーズ、クリームチーズ、プロセスチーズ、ホエイチーズ、カッテージチーズ、ミルクチョコレート　など
その他	アーモンド、ヘーゼルナッツ、クルミ、ピーナッツ、松の実、カボチャの種、ゴマ　など ミント、チリ、唐辛子　など ベーコン、ハム、牛肉（赤身）、鶏肉、鶏卵、羊肉、七面鳥、魚介類　など マヨネーズ（小さじ3まで）、オリーブオイル、酢、魚油、キャノーラ油　など オイスターソース、ウスターソース、マーマレード、ピーナッツバター、味噌　など	ハチミツ、オリゴ糖、コーンシロップ（ジュースに入っている果糖ブドウ糖液）、ソルビトール、キシリトールなどの甘味料　など カシューナッツ、ピスタチオ　など ワサビ　など 魚缶詰、ソーセージ　など ケチャップ、バーベキューソース、アップルソース、カレーソース、ブイヨン　など インスタントのソース、固形スープ　など

心身療法で治す

リラクゼーションや認知行動療法で改善

ストレスは過敏性腸症候群を直接的に引き起こします。ストレスを受けると、腸管に神経伝達物質のセロトニンが過剰に分泌されるのです。

セロトニンと聞くと、脳内の神経伝達物質という印象を抱く人もいるでしょう。ところが、体内のセロトニンの9割以上が、腸管内に存在しています。ストレスで腸管内のセロトニン分泌が盛んになりすぎてしまうと、腸の運動リズムが変調し、下痢や腹痛を引き起こすのです。

リラクゼーション法や、ものの考え方を変えていく認知行動療法を実践すると、ストレスを受けにくくなり、症状もおさえられていきます。

薬以外の４つの治療法

過敏性腸症候群の治療には、薬以外にも、抱えているストレスを明確にしたり、思考の歪みを捉え直し修正したり、からだをリラックスさせたりすることで改善させていく方法がある。

1 ストレスを言葉にして自己開示

ネガティブな記憶を、週３回、20 分間程度で紙に書き出す。気づかないストレスを知り、状況を改善させるヒントが得られる。

2 リラクゼーションで骨格筋をゆるめる

腹式呼吸などのリラクゼーションで、全身の力を抜いてリラックス。とくに骨格筋を弛緩させることで効果が得られる。

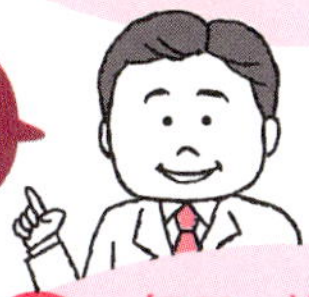

認知行動療法では「マインドフルネス瞑想法」も有効だと確認されています。

3 認知行動療法で思考を変える

医師との面接やホームワークなどで、日頃のものの考え方や受け取り方を客観的に捉え直し、思考の歪みを取り除いていく。

4 毎日、排便の記録をつけておく

❶～❸とともに低 FODMAP 食（P45）も実践。実践したこと（❶～❸）、食べたもの、排便の状態や回数を記録していく。

寝る前にゆっくり 10 回 おなか呼吸でリラクゼーション

寝る前にゆっくり10回腹式呼吸をしてリラクゼーション。からだの力を抜いて、全身を布団に預け、深く呼吸すると、心が落ち着くだけでなく、骨格筋をゆるめることができる。過敏性腸症候群に有効であることがわかっている。

1 鼻から息を吸い込む

ゆっくりと、鼻から息を吸い込み、鼻に息が通ることを感じる。

2 胸に息を送り込む

息が鼻から胸に送り込まれ、横隔膜が広がるのを感じる。広がるイメージを持つことが重要。

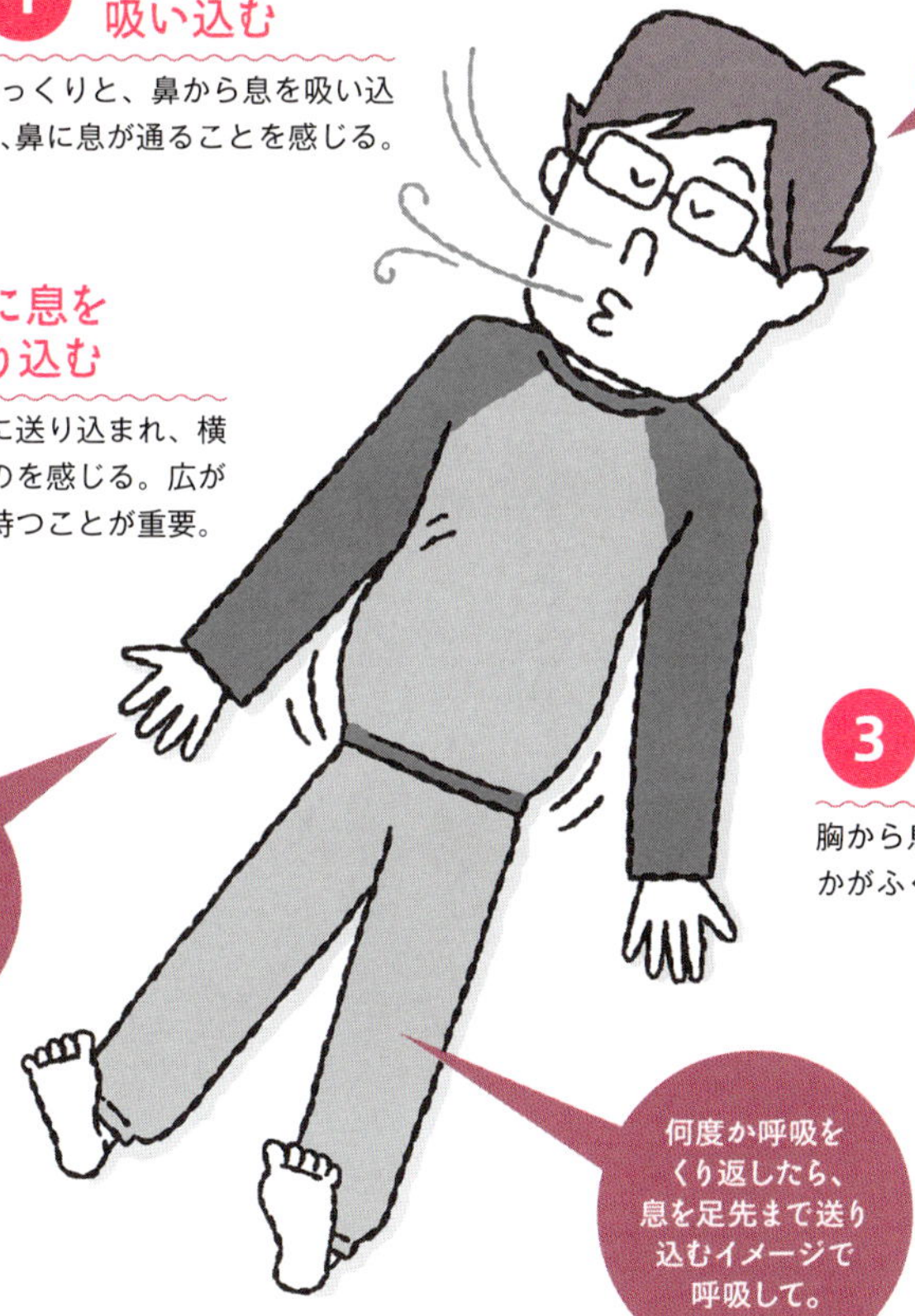
あれこれ考えず、息がからだを通ることだけに集中。
手足の先まで、どのように感じているか、自分の感覚を味わう。
何度か呼吸をくり返したら、息を足先まで送り込むイメージで呼吸して。

3 おなかがふくらむのを感じる

胸から息が送り込まれたとき、おなかがふくらむのを感じる。

4 おなかをへこませ、口から息を吐く

おなかをへこませて、胸、口へと息を吐き出す。吸ったときの倍時間をかけて息を吐ききる。

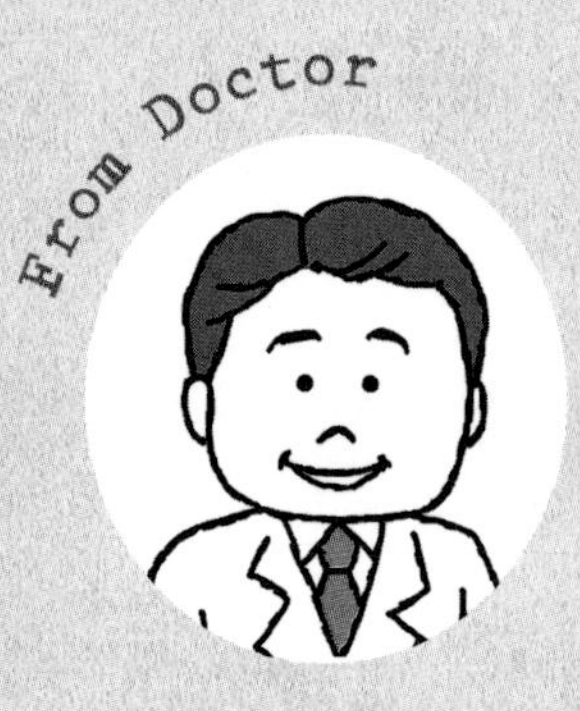

胃は小さくなる？
別腹ってある？

おなかにまつわる噂のウソ、ホント

ダイエットすると胃が小さくなるの？

「大食漢は胃が大きい」「ダイエットしたら胃が小さくなった」と言う人がいますが、食習慣で簡単に胃のサイズが変わることはありません。

これは満腹感の問題です。満腹感は脳の視床下部にある満腹中枢で感知します。ものを食べてしばらくすると、血糖値が上昇します。また咀嚼することが刺激となりホルモンが分泌されます。これらが満腹中枢に届くと、脳が満腹感を覚えます。

ガツガツたくさん食べる人は、たいてい早食いです。満腹感を覚える前にものを食べるために、満腹中枢が麻痺してしまうのです。

逆にダイエットをすると満腹中枢が働くため、満腹を感じられるようになります。そのため、胃が小さくなったと感じるのです。

「デザートは別腹」甘いものなら食べられる？

満腹感を覚えていても、「食後のデザートは別腹」と言う人がいます。もちろんおなかがもうひとつ別にできるわけではありません。

胃が食べものでいっぱいになっていても食べたくなるのは、満腹中枢と同じ場所にある摂食中枢が働くためです（これら2つの中枢を食欲中枢と呼びます）。

好物を見ると、オレキシンというホルモンが分泌されます。胃の動きがはやまり、胃の内容物を急いで十二指腸へと送り出し、胃の上部にスペースをつくるのです。

これが別腹の正体。ここで食べると食べすぎで、消化不良の原因になるので注意しましょう。

中高年に
急増中

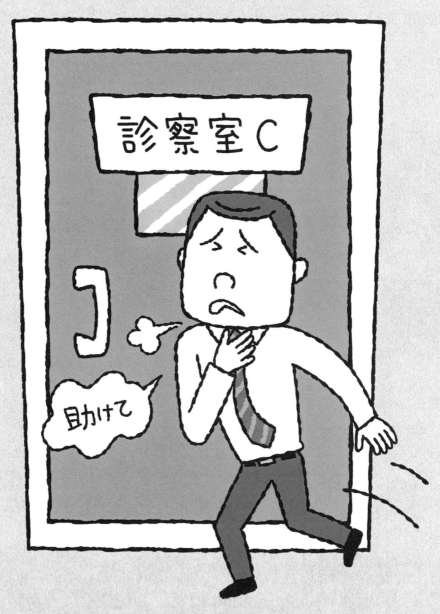

胸焼け＆吐き気、喉に違和感

逆流性食道炎

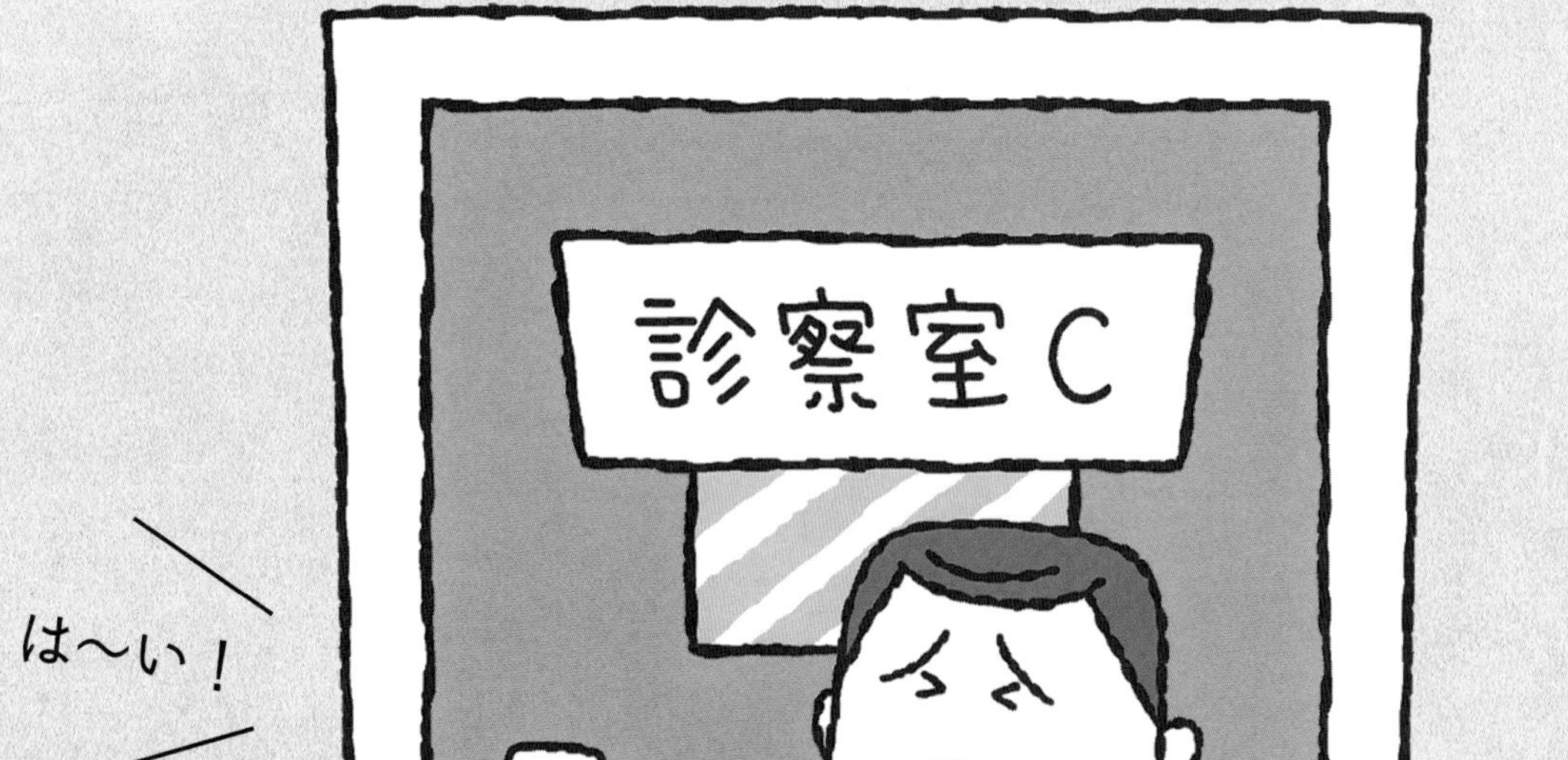

PART
4

ピロリ菌の感染率が低下して、中高年になっても胃酸が出すぎる

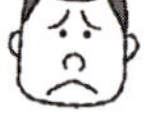

先生、最近、胸焼けだけでなく、喉が痛くなったり、酸っぱいものがこみ上げてきたり……。

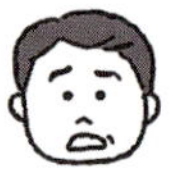

逆流性食道炎でしょうね。胃食道逆流症とも言います。食事をすると、食べものはまず食道に入ります。食道の長さは25㎝ほどで、うねるように動きながら食べものを胃に送り込みます。面白いことに、逆立ちをしていても食べものは胃に運ばれるんですよ。

そして、食べものが胃に入ると胃酸が分泌されます。

しかし、**胃酸がなんらかの原因で食道のほうに逆流すると、食道の粘膜に炎症が起きて胸焼けなどの症状が起こる**のです。

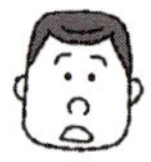

なるほど。酸っぱい液は、私の胃酸なのですね。でも先生、ピロリ菌の除菌は以前にしているんです。それなのに胃の病気になるんでしょうか？

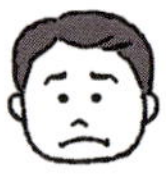

ピロリ菌に感染していると、ピロリ菌が胃酸をおさえるために分泌が病的に低下します。病的な低酸は胃がん発生に有利に働いてしまいます。除菌すると胃は健康になり、胃酸の分泌が回復するのです。そのため、酸分泌の回復の過程で、胸焼けを感じる人もいます。

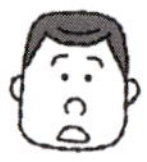

そうか。私はそのパターンですね。

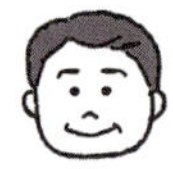

ただピロリ菌の除菌は、胃がん予防のために必要です。「感染者は基本的に全員除菌すべきである」と治療ガイドラインにもうたわれています。逆流性食道炎の発症は万がいち生じても軽症であることから、除菌の妨げにはならないことが治療ガイドラインにも明記されています。

ただいまの30～40代には、もともとピロリ菌に感染していない人もけっこういます。１９７０年代と、１９９０年代の日本人を比べると、20年間で胃酸分泌能が2倍になっています。ピロリ菌に感染していない人は感染者より胃酸分泌が多いのに加えて成長期に欧米風の脂っぽい食事をとっていると、余計に胃酸が出やすい体質に育ち、中高年になっても胃酸が出すぎるのです。

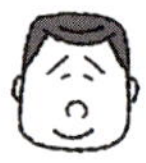

昔からハンバーガーなどが好きですし、お昼はつい牛丼ですませてしまいます。夜は飲みに行くことも多いですし。

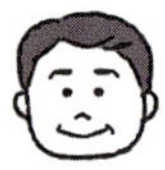

やはり**飲みすぎ、食べすぎ、あとはストレスなどが影響**していると思います。では、食道の状態を内視鏡検査で調べてみましょう。

こんな生活をしてきた人が逆流性食道炎を起こしやすい

若い時分から、胃に負担がかかるような生活をしていると、つねに胃の動きが鈍くなる。胃酸が出すぎたり、食べものが胃に停滞したりして、食道に胃酸が逆流する逆流性食道炎を起こしやすい。

たとえば 朝

朝から、ファストフードのモーニングセットなど、脂肪分の高い食事をとる。

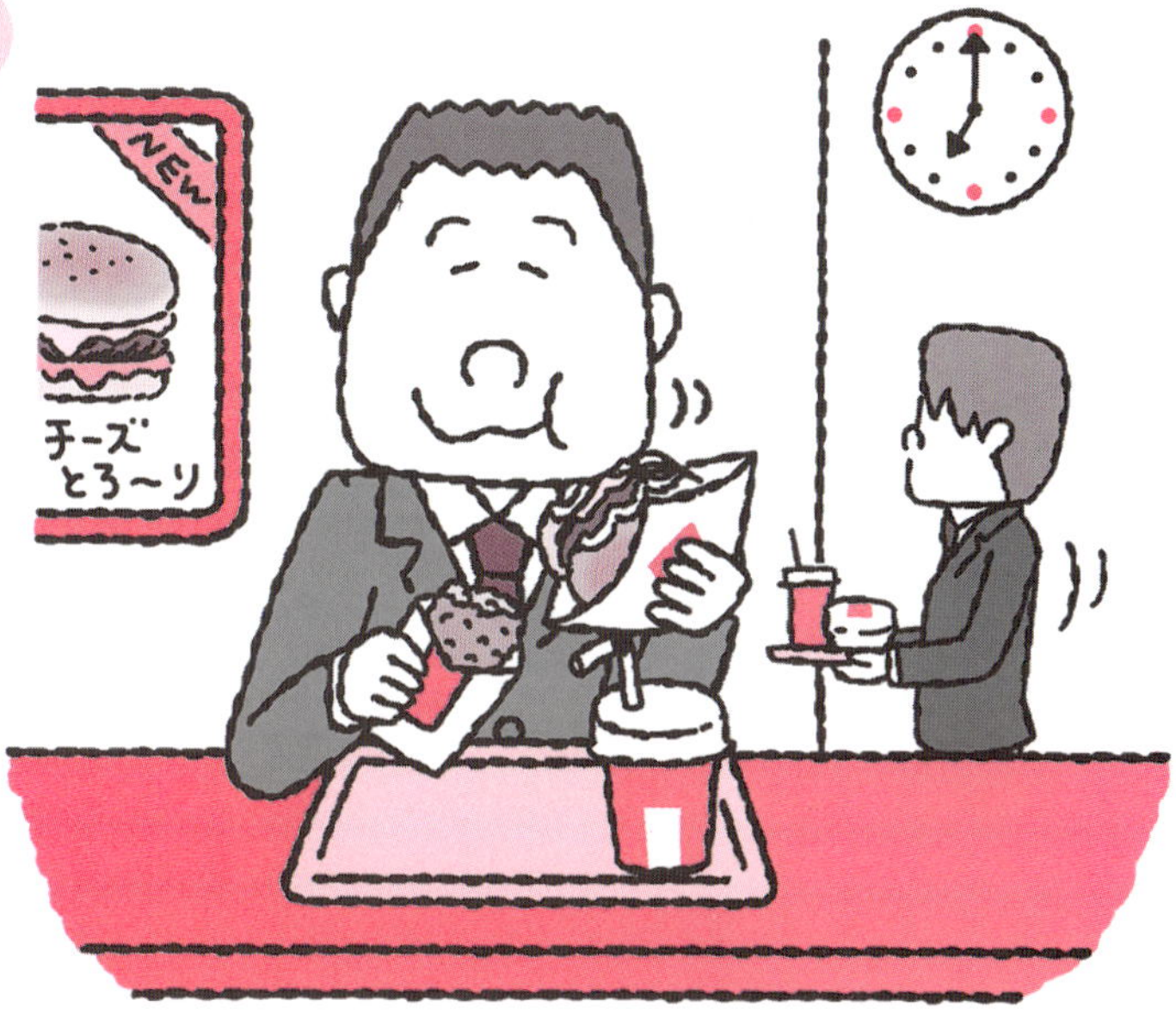

たとえば 夜

深夜、寝る時間まで１～２時間もないにもかかわらず、食事をとる。

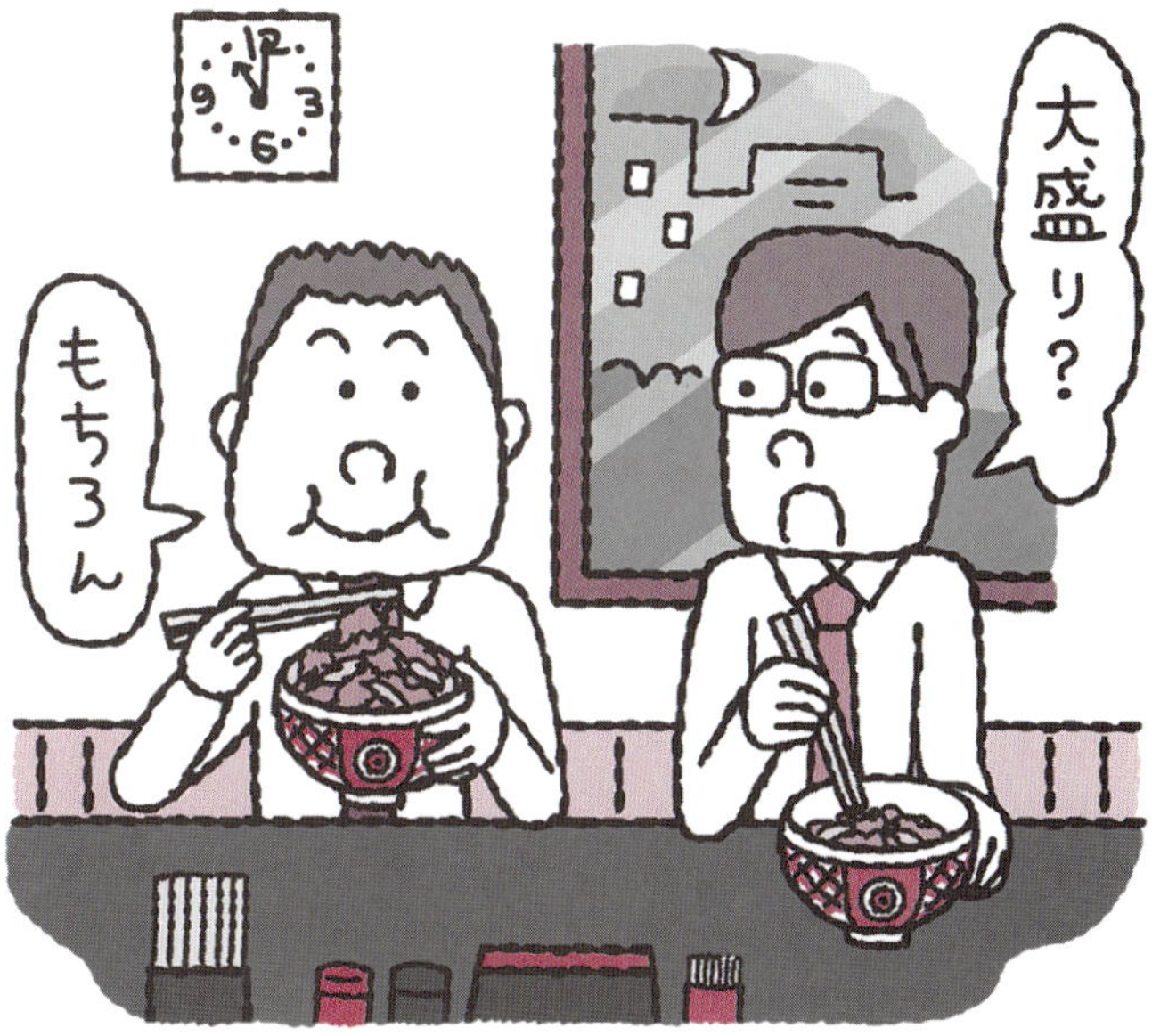

原因

食道の筋力低下や感受性の強さも胃液の逆流を招く

逆流性食道炎とは、胃酸が食道のほうへ逆流して、食道に炎症が起こる病気です。胸焼け、吐き気、酸っぱいものがこみ上げる感じ（呑酸）などの症状があらわれます。

あらゆる年代に起こりますが、とくに中高年の太り気味の男性に多く見られます。

胃酸が逆流する原因はおもに３つです。ひとつは、胃酸過多。胃酸が出るのは胃が健康な証拠でもありますが、出すぎると不快な症状を引き起こします。日頃から脂っぽい食事を多くとっていると、胃酸が多く出やすくなります。

２つめは、食道の筋力の低下です。食道と胃の境目には胃酸の逆流を防ぐための下部食道括約筋《かぶしょくどうかつやくきん》があります。加齢や肥満などで下部食道括約筋がゆるんだり、食道の筋力が低下すると、胃酸が逆流しやすくなります。

３つめは、食道の粘膜の感受性が強いことです。食道が知覚過敏の状態なので、わずかな胃酸の逆流でも症状を感じます。脂肪分のとりすぎやストレスで敏感になることもあります。

若い女性に多い
非びらん性胃食道逆流症

内視鏡検査をしても食道の粘膜に異常がないのに、胸焼けや酸っぱいものがこみ上げることがあります。若い女性でやせ型、ストレスを感じやすい人がなる「非びらん性胃食道逆流症」です。逆流性食道炎とあわせて「胃食道逆流症」と呼ばれます。

胃酸過多、筋力低下、感受性が原因でさまざまな症状が出る

胃酸が逆流する原因には、胃酸過多、食道の筋力低下、また感受性の強さなどが考えられる。とくに中高年の男性は胃酸過多と筋力低下の問題が大きい。

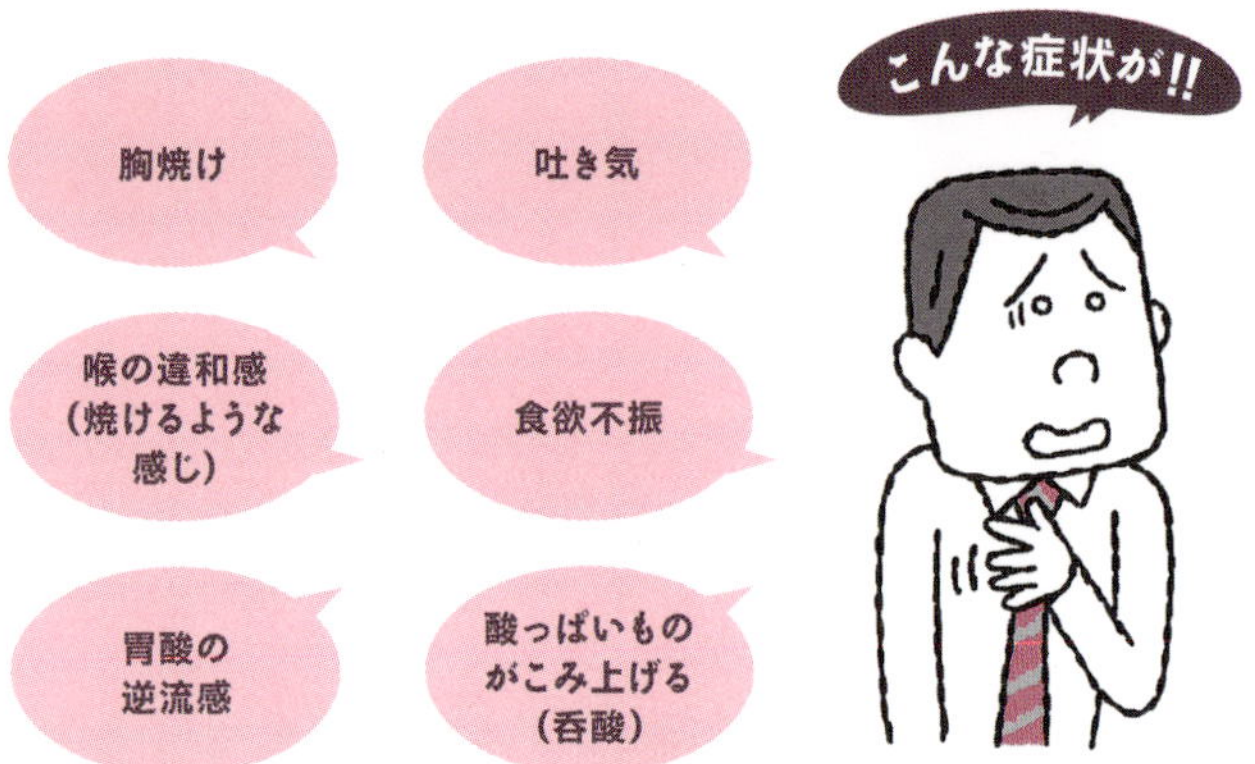

こんな症状が!!
胸焼け
吐き気
喉の違和感（焼けるような感じ）
食欲不振
胃酸の逆流感
酸っぱいものがこみ上げる（呑酸）

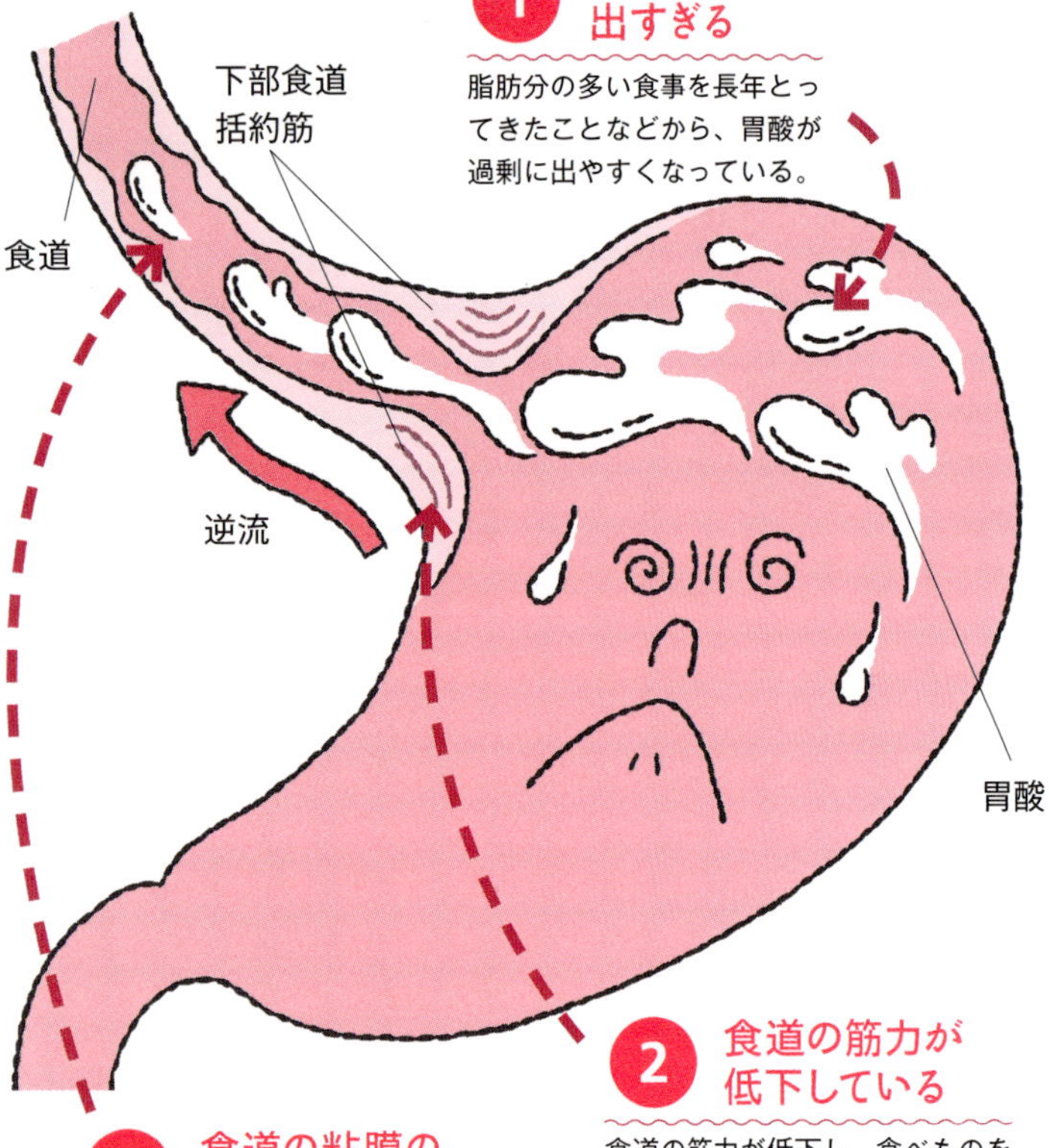

下部食道括約筋
食道
逆流
胃酸

1 胃酸が出すぎる

脂肪分の多い食事を長年とってきたことなどから、胃酸が過剰に出やすくなっている。

2 食道の筋力が低下している

食道の筋力が低下し、食べものを胃へ送り込みにくい。また、胃との境目の下部食道括約筋がゆるみ、胃酸が逆流しやすい。食道裂孔ヘルニアでも逆流しやすい。

3 食道の粘膜の感受性が強い

脂肪分のとりすぎ、ストレスなどで、食道の粘膜の感受性が強くなり、いわゆる知覚過敏状態になっている。わずかな胃酸にも痛みを感じる。

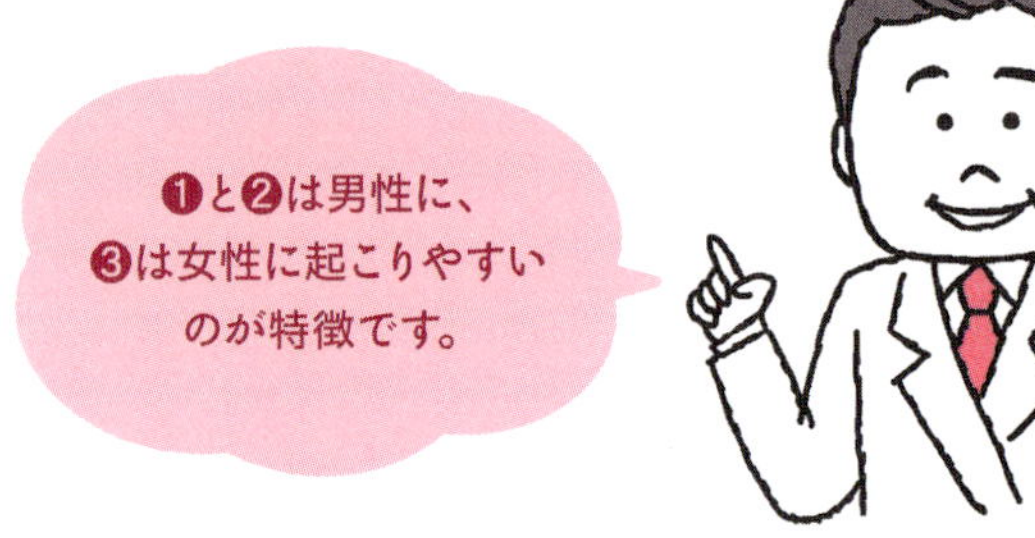

❶と❷は男性に、❸は女性に起こりやすいのが特徴です。

がんの危険性

長くほうっておくと食道がんになるおそれがある

逆流性食道炎のこわい点は、長いことほうっておくと、食道がんになるリスクが高くなることです。食道には外側の膜がないため、がんができると外に飛び出して転移しやすいので、注意が必要です。

食道の粘膜は扁平上皮《へんぺいじょうひ》といい、一方、胃や腸の粘膜は円柱上皮《えんちゅうじょうひ》というように、これらは異なる粘膜です。

しかし、食道の扁平上皮が胃酸にさらされていると、徐々に胃や腸のような円柱上皮に変質していきます。この状態を「バレット食道」といい、がんの発生に関わるCDX2遺伝子（P61）も関係しており、食道がんが発生しやすくなるのです。

食道がんになりやすいのは、男性（女性よりも5倍以上多い）、60歳以上の高年です。ただし、がんになりやすい遺伝的な体質や加齢などよりも、過度の飲酒や喫煙、刺激の多い食生活といったライフスタイルのほうが大きく影響します。

実際に、熱いおかゆを食べる習慣のある地域では食道がんが多い、というデータがあります。また、日本酒を2合以上飲む人では、飲まない人に比べて食道がんのリスクは4・6倍高くなります。喫煙に関しても、非喫煙者に比べて3・7倍高いことがわかっています。

食道がんを防ぐには、逆流性食道炎の治療をきちんと受けるとともに、食道に負担の少ない食生活と適量の飲酒を守り、禁煙するといった生活習慣の改善が欠かせません。

食道の粘膜が変質し、がんの温床になる

逆流性食道炎を放置すると、食道の粘膜（扁平上皮）が胃酸にさらされ、徐々に胃腸のような粘膜（円柱上皮）へと変質（バレット食道）。がん発生に関わる遺伝子が関係していて、食道がんが生じやすくなる。

【バレット食道】

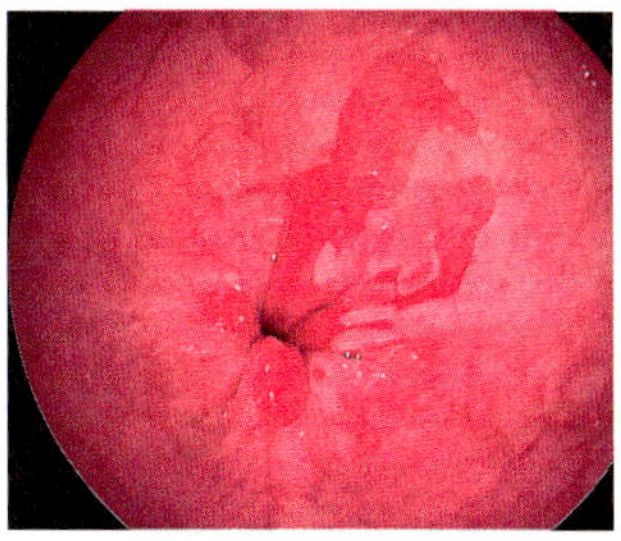

胃酸にさらされ、胃腸と同じ円柱上皮という粘膜に置き換えられ変質してしまう。

【健康な食道】

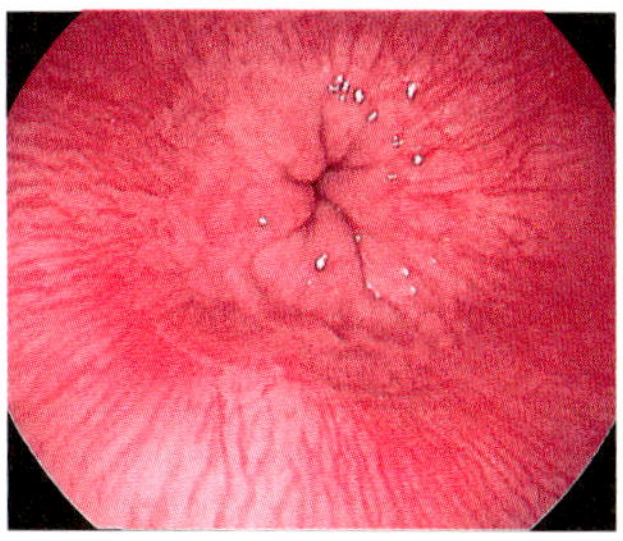

食道は扁平上皮という粘膜で覆われていて、きれいなピンク色をしている。

消化器のがんの発生にはCDX2遺伝子が関係しています。食道、胃、大腸のがんと関連している遺伝子です（P61）。

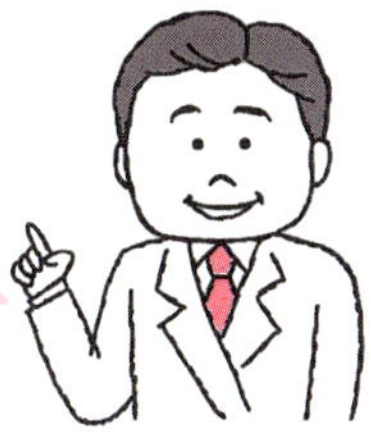

飲酒、喫煙、激辛＆激熱料理が食道がんの引き金になる

食道がんは、女性より男性に多く見られ、ほとんどが60歳以上。遺伝的な問題よりも、長年の飲酒、喫煙などの生活習慣の問題が原因となる。

飲酒

日本酒を1日1～2合飲む人は飲まない人に比べて2.6倍、また2合以上飲む人は4.6倍、食道がんのリスクが高くなる。

激辛＆激熱

日常的に辛いもの、熱いものを食べていると、食道の粘膜がつねに刺激を受けつづけるため、細胞ががん化する原因となる。

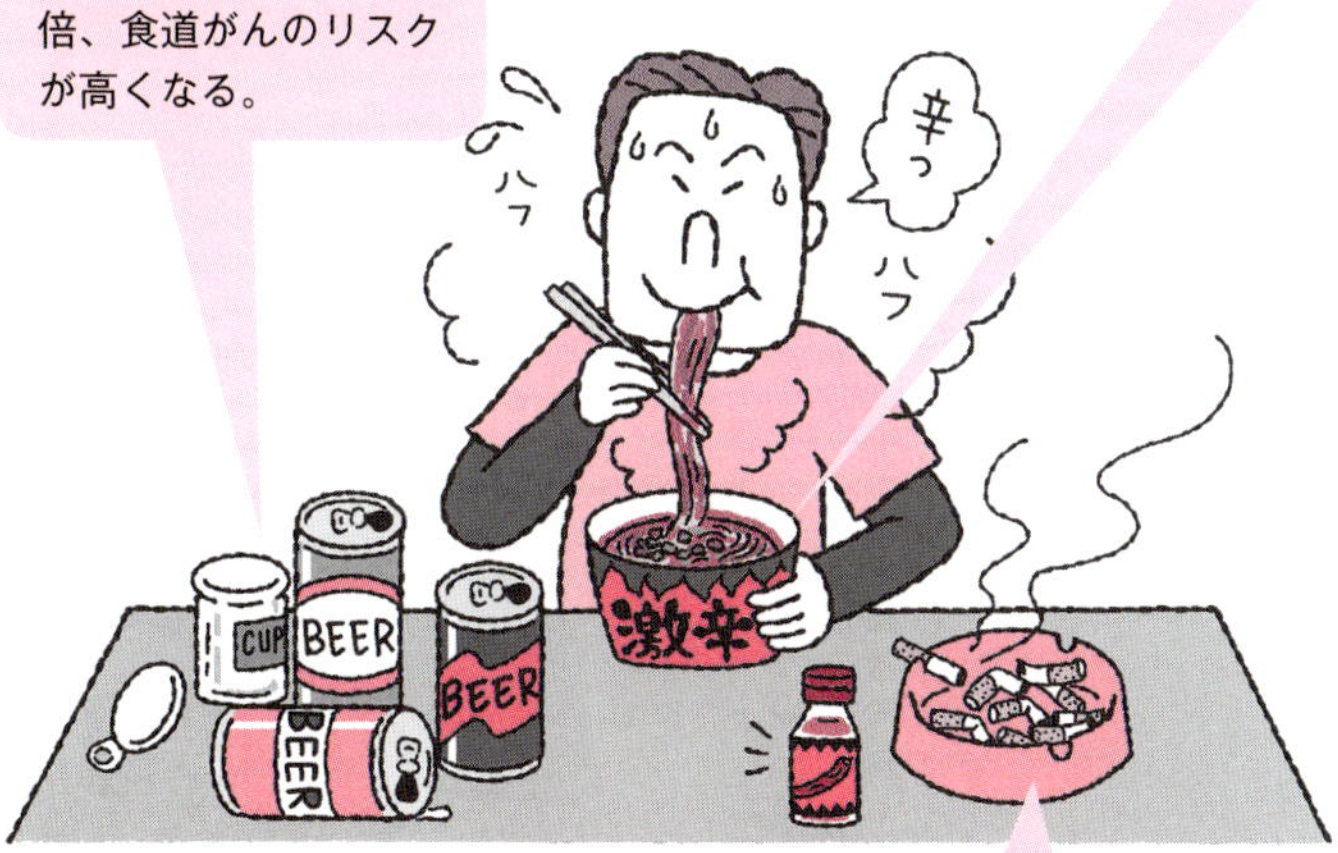

喫煙

過去に喫煙していて、現在禁煙している人は、喫煙習慣がまったくない人に比べて食道がんのリスクが3.3倍高い。現在も喫煙している人では3.7倍高い。

食道炎の対策

胸焼け、吐き気が週2回以上あるなら治療が必要

胸焼けや吐き気などの症状が、週に二度以上ある場合は治療が必要です。逆流性食道炎の多くは胃酸の過剰分泌が原因。基本的には胃酸の分泌をおさえる薬をのみます。

医療機関では、プロトンポンプ阻害薬（ＰＰＩ）が処方されます。プロトンポンプ阻害薬は、副作用が少ないことと、服用をやめると症状が再発しやすいことから、長くのみつづけることが多いようです。

ほかにもH_2受容体拮抗薬（H_2ブロッカー）や粘膜保護剤を使います。

これらの薬を4週間ほど使っても症状が改善しない場合には、ストレスが原因の可能性もあります。抗不安薬や抗うつ薬などを併用します。

また、黒い便が出たり、吐血などがあった場合は、すぐに医師に伝えてください。逆流性食道炎ではなく、別の病気で胃や十二指腸から出血した可能性があります。

薬物療法とともに、食生活や生活リズムの改善、運動をして肥満を防ぐといった生活習慣の改善も行います（左参照）。

食後2時間以内にガムを噛むのがおすすめ

焼き肉店で食後にガムを渡されることがありますが、ガムを噛むことには口臭予防だけでなく胸焼けをおさえる効果もあります。

ガムを噛むと唾液が多く出て、胃酸を中和してくれるのです。胸焼け予防には食後2時間以内にガムを噛むとよいでしょう。

まず、薬で胃酸の分泌をおさえ、4週間様子を見る

胃酸分泌をおさえる薬（P35）を服用し、それで変化が見られないときには、胃の運動を改善する薬や抑うつをやわらげる薬を併用する。

胃酸の分泌をおさえる薬をのむ

胃酸分泌抑制薬を服用（内臓知覚過敏による機能性ディスペプシアでとられる処方と同じ）。医療機関ではプロトンポンプ阻害薬やH_2受容体拮抗薬（H_2ブロッカー）を服用する。

経過観察

約4週間で効き目がないときは……

胃運動改善薬・抗不安薬・抗うつ薬をのむ

ストレスが原因となって、食道の粘膜の感受性が強まり、過敏になっている可能性もある。胃の運動を改善する薬や、不安や抑うつをやわらげる薬を併用する。

非びらん性胃食道逆流症（P52）の人に用いられます。

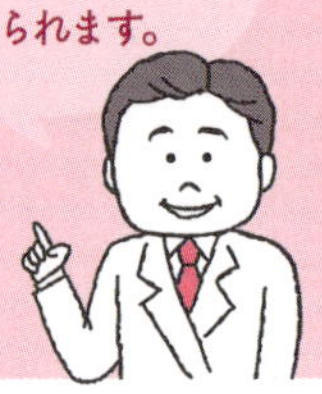

薬の服用とともに生活全般を見直して

まず、食事内容、食事のとり方を改める。姿勢がわるい、食後寝ころがるなどの知らず知らず行っている習慣も、胃酸逆流の原因となることがある。生活全般を見直して。

Try!

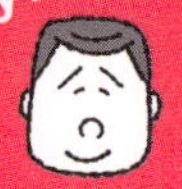

食生活改善

- □油もの、揚げもの類は控える。
- □熱いもの、辛いものは控える。
- □ゆっくり時間をかけ、よく噛んでから食べる。
- □腹八分目を心がける。
- □炭水化物制限が有効なことも多い。

Try!

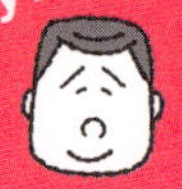

生活リズム改善

- □早寝早起き、3食食べて生活リズムを整える。
- □タバコをやめる。
- □食後30分は横にならない。
- □ストレスをためない。

Try!

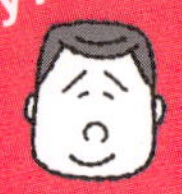

運動習慣改善

- □定期的に運動し、筋力をつける。
- □太りすぎないようにする。
- □食事中、食後に背中を曲げないようにする。

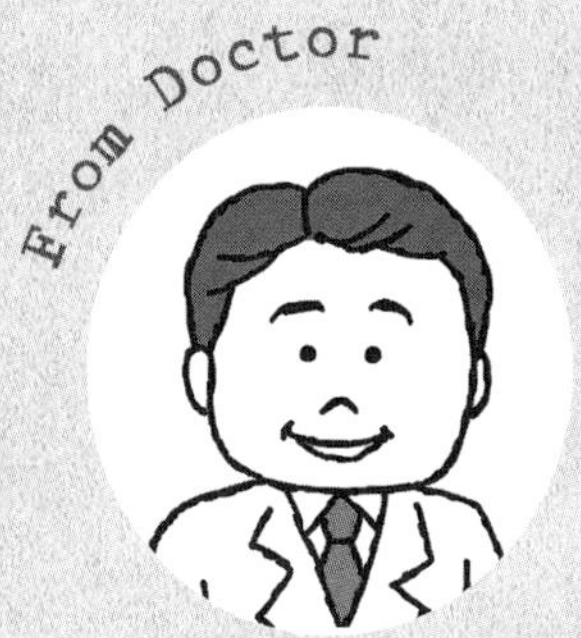

妊娠中に無理なダイエットは禁物

胎児時代の飢餓感で将来、メタボに!?

妊婦さんの栄養不足で胎児時代に飢餓を感じる

〝妊娠中も細くてキレイなママ〟がもてはやされています。

たしかに、妊娠中に太るのは、高血圧や高血糖を招くのでよくありません。

しかし、やせすぎも問題。妊娠中のダイエットによって胎児が飢餓状態におちいり、成長に悪影響をおよぼしたり、生まれた子どもが将来生活習慣病になるリスクが高まることがわかってきたのです。

メタボはもちろん 胃酸逆流のリスクもアップ

人には、飢餓状態に備えてエネルギーをため込もうとする倹約遺伝子があります。通常、胎児は倹約遺伝子がオフになっていますが、母体が栄養不足になると倹約遺伝子がオンの状態で生まれてきます。

生まれたときから倹約遺伝子が働いているため、その子は脂肪をため込みやすい体質になります。

しかし、現代は飽食の時代。この体質が、高血糖、高血圧、脂質異常症といったメタボになるリスクを高めてしまいます。

さらに、メタボになると肥満になり、腹圧が上昇するため、胃酸が逆流するリスクも高まります。

葉酸不足も深刻。ダイエットは出産後に

また、妊婦時代にダイエットをすると葉酸の摂取も不足します。胎児の神経の成長に必要な葉酸が欠乏することで、子どもの神経や脳に問題が起こることがあります。

胎児の健康のために、過剰なダイエットは禁物です。産後、心身ともに落ち着いてから、健康的なダイエットに取り組みましょう。

わるい菌を駆除して
がん予防

加齢による

胃腸トラブル

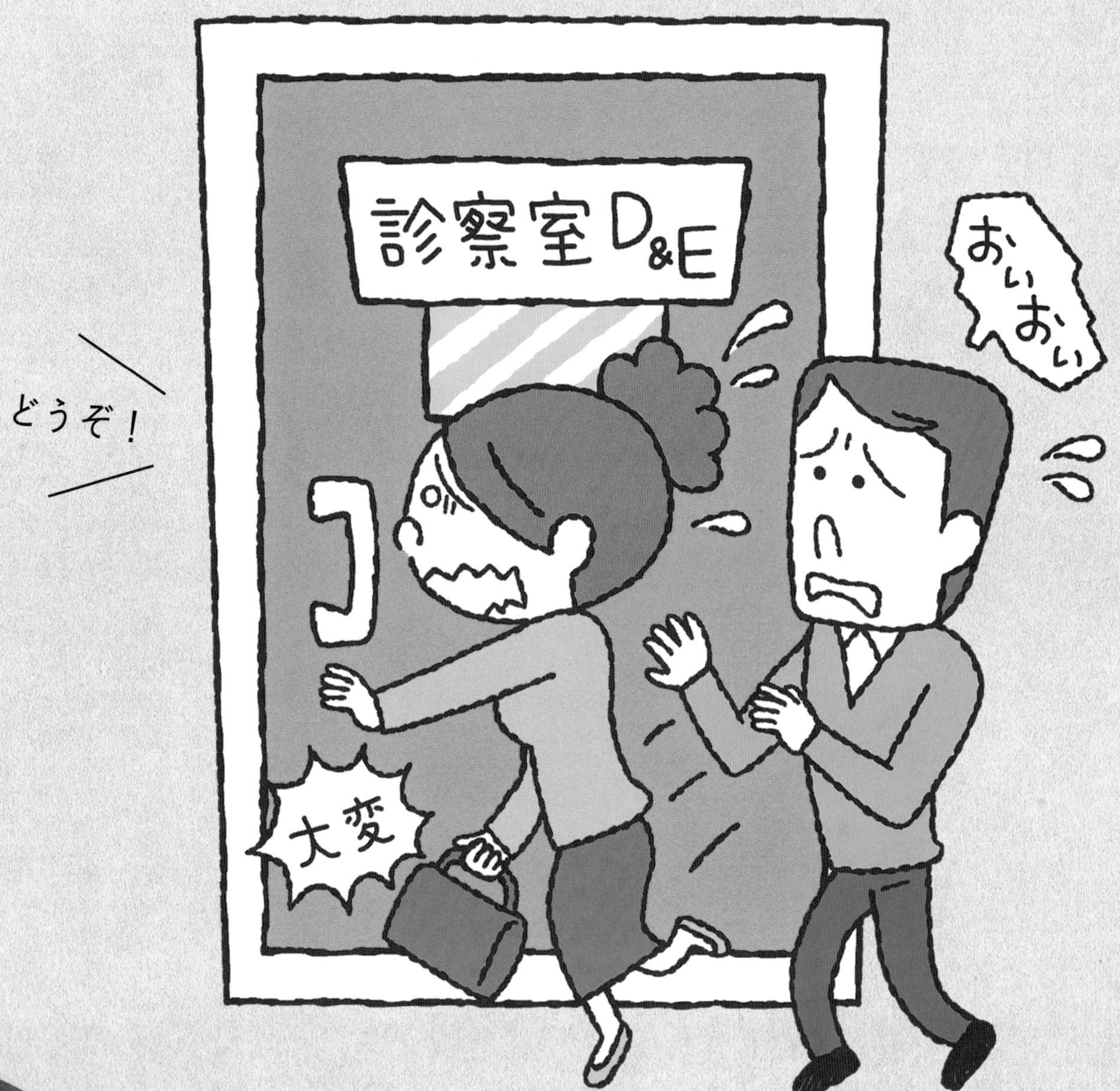

PART
5

老化でピロリ菌やアリアケ菌が増加し、胃がん、大腸がん、肝がんの原因になる

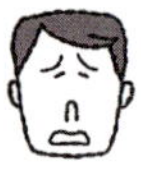

もともと私は慢性胃炎があったのですけど、60歳を前にしてどんどん調子がわるくなっているような感じがします。テレビの健康番組で**「慢性胃炎を放置すると胃がんになる」**という話を聞いて不安になり、先日ピロリ菌の検査を受けてみたら……陽性でした。

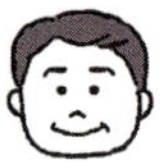

なるほど。ピロリ菌がいると胃炎を起こしますが、さらに「胃の老化」も起こします。胃の老化は胃がんになるリスクを高めてしまうのです。人の見た目が老化するのと同様に、胃も老化していきます。ピロリ菌がいると、はやい人では**10代から胃の粘膜がうすくペラペラになってしまう「萎縮性《いしゅくせい》胃炎」**という胃の老化状態に進行します。

そのままほうっておくと、どんどん胃の老化が進み、本来なめらかなはずの**胃粘膜にたくさんの凹凸ができてしまう**のです。この凹凸が「腸上皮化《ちょうじょうひか》生《せい》」というものです。

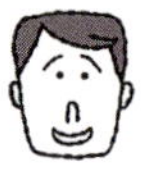

肌にシワができるみたいなものですか？

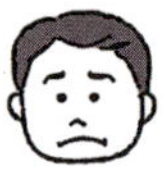

そうですね。**「慢性胃炎→萎縮性胃炎→腸上皮化生」という道筋**があります。

そして萎縮性胃炎の面積が広いほど胃がんになりやすくなるのです。

ピロリ菌は、ＣＤＸ２遺伝子という、本来胃の中でスイッチオフになっている遺伝子をスイッチオンにしてしまいます。すると**「腸上皮化生」といって胃粘膜が腸粘膜のように変化**します。

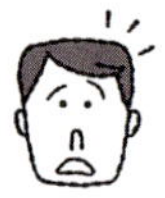

胃が腸になっちゃうんですか？

慢性胃炎

▶ピロリ菌が原因

ピロリ菌が原因であることが多い。胃粘膜に白血球が集まり、つねに慢性的な炎症を起こしている。ほとんど症状がない人も多いのが落とし穴。

萎縮性胃炎

▶ピロリ菌が原因

ほとんどがピロリ菌によって起こる。慢性胃炎で胃粘膜の障害が進行すると、胃酸を出す胃腺が縮小し、胃粘膜がうすくペラペラになり、萎縮してしまう。

胃がん

▶ピロリ菌が原因

胃粘膜内の細胞ががん化し、増殖。ほぼピロリ菌が原因となり生じる。粘膜だけでなく、胃壁やその外側までおかされ、近くの臓器に広がっていくことも。

そうです。腸のようになると、**胃粘膜が有害物質まで吸収し、胃がんが発生しやすくなる**のです。まずは薬でピロリ菌を退治して、「胃の老化＝腸化」をストップさせなければなりません。

先生、私のおなかにはピロリ菌はいませんでした。胃は丈夫なのですが、肝臓の病気かもしれないと言われました。

奥さんのほうはピロリ菌ではなく「アリアケ菌」という別の菌が関係しているかもしれませんね。「腸の老化」が原因です。加齢とともに、胃だけでなく腸も老化します。腸は、十二指腸、小腸、大腸と分かれていますが（P64）、加齢とともに、まず胃から送られた食べものに入っている栄養分を吸収する小腸の吸収力が落ちていきます。小腸で吸収しきれなかった栄養分はそのまま大腸へと送り込まれます。すると大腸は富栄養化して「赤潮現象」が起こります。

何が起こるんですか？

腸内には腸内細菌がいます。いい菌もわるい菌もいるのですが、そこに過剰な栄養が送られると、アリアケ菌という有毒な菌が発生してしまいます。**腸内にあらわれたアリアケ菌が、大腸がんや肝がんを引き起こす**と言われているんです。

アリアケ菌なんて初めて聞きました。私のおなかにそんなものが!?

アリアケ菌は、肥満になりやすい食生活を送っていると出現しやすくなり、肝がんの危険が高まります。脂肪をとりすぎているとNASH《ナッシュ》（非アルコール性脂肪性肝炎）という肝臓病を起こしやすく、こちらも最終的に肝がんにつながるため、ともに注意が必要です。

◀アリアケ菌が原因

大腸がん

大腸に発生するがん。粘膜の表面から発生し、大腸壁に侵入していく。最終的に転移しやすい。

最新の研究では、腸内環境の悪化により、有毒な発がん性物質を発生させるアリアケ菌との関係が疑われている。

アリアケ菌という名称は、がん研究会有明記念病院でこの菌が発見されたことからつけられた。

◀アリアケ菌が原因

肝がん

数種類あるが、ほとんどは肝細胞ががん化する肝細胞がん。肝炎ウイルスからがん化するほか、加齢による胃腸のトラブルからがん化するケースも増えている。

◀肥満ぎみなら注意

NASH（非アルコール性脂肪性肝炎）

まずアルコールを摂取しないのに、肝臓の細胞の3分の1以上に脂肪がたまった状態の脂肪肝になる。これを非アルコール性脂肪性肝疾患（NAFLD）と呼ぶ。

さらに肝硬変や肝がんへと進行する可能性があるものを、NASH（非アルコール性脂肪性肝炎）と呼ぶ。

ピロリ菌がいる

胃の老化から胃がんへ

加齢で胃が老化

幼少時にピロリ菌に感染

↓

慢性胃炎になる

↓ 長期化すると

萎縮性胃炎（胃の老化）になる

↓

胃がん　のおそれ！

団塊世代の
７割がピロリ菌に
感染していると
言われています！

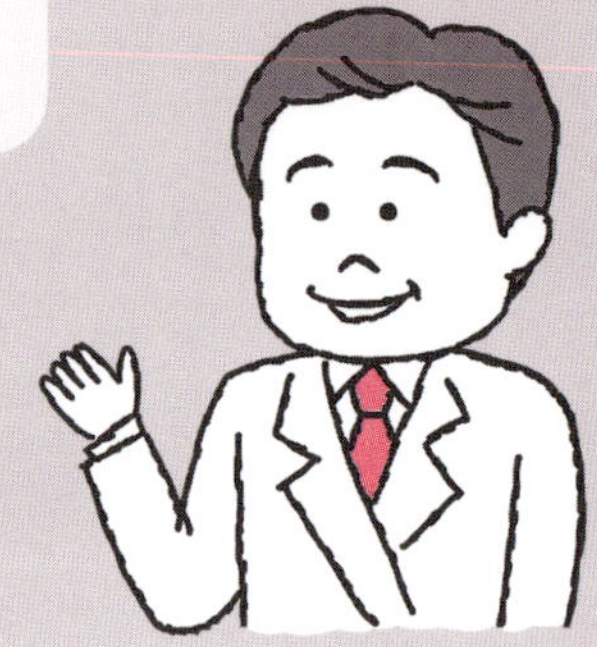

アリアケ菌がいる

腸の老化から大腸がん、肝がんへ

加齢で腸が老化

小腸の吸収力が低下→大腸が富栄養化

↓

大腸にアリアケ菌出現→２次胆汁酸をつくる（有毒）

↓

大腸がん　のおそれ！

↓

肝がん　のおそれ！

胃の老化

原因

ピロリ菌の毒性によって胃粘膜に異変

もともとピロリ菌を持っている人は、それほど大きな症状がなくても慢性的に胃炎を起こしています。

胃内は胃酸により強酸であり、本来なら菌が棲めるような環境ではありません。ところがピロリ菌は、自ら尿素を分解しアンモニアを生成します。アンモニアのアルカリ性で胃酸を中和し、胃粘液の中で生きのびることができるのです。

ピロリ菌のさまざまな毒性が、胃粘膜につねに炎症を引き起こします。急性胃炎のような鋭く強い痛みではなく、胃もたれ、慢性痛が起こります。しくしくとつづく痛みです。こうした不快感は、なれてしまい、放置しがちに。病気だという自覚も持ちづらいのです。

しかし放置すればするほど、病状は悪化します。胃炎がつづけばつづくほど状況は悪化。胃粘膜の防御機能は低下します。慢性胃炎が進行し、胃粘膜が萎縮する萎縮性胃炎を起こします。

そして萎縮した胃粘膜に遺伝子障害が蓄積してくると胃がんが発生しやすくなるのです。

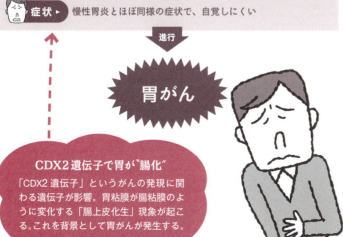

胃潰瘍から胃がんは起こらない?

慢性胃炎が進行すると胃潰瘍になることがあります。胃の防御機能が弱まることで、ピロリ菌の産生する毒素や、胃酸に胃粘膜がおかされ、潰瘍ができます。

胃潰瘍から胃がんが発生することはありません。胃潰瘍はピロリ菌を除菌（P62）すると治ります。

胃・十二指腸潰瘍の原因はストレスではなくピロリ菌か痛み止め薬

ピロリ菌に感染していたり、痛み止めなどに使われるNSAIDs《エヌセイズ》（非ステロイド性抗炎症薬）を服用していると、胃粘膜に炎症が起こり、胃潰瘍、十二指腸潰瘍を起こしやすい。

原因1　ピロリ菌

強力な酸性の胃酸を含む胃液によって、たいていの菌は死滅するが、ピロリ菌はアンモニアを生成、酸から防衛する。そのため胃粘液中で生きられる。

【ピロリ菌が棲む場所】

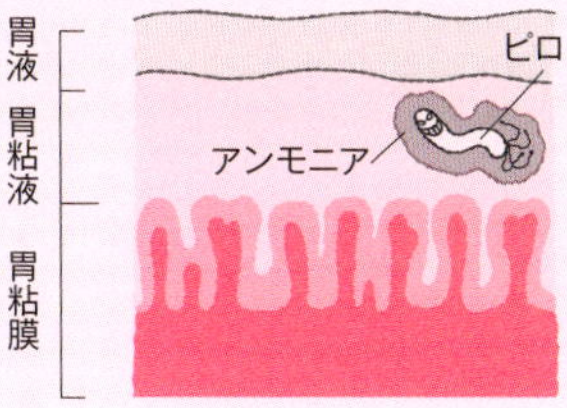

原因2　痛み止め薬

消炎鎮痛薬、解熱薬として使われるNSAIDsは、胃粘膜の防御機能をおさえてしまう働きがある。胃液で胃壁が傷つき、胃粘膜に炎症が起こる（P68）。

【NSAIDsが用いられるおもな病気】

関節炎　リウマチ　頭痛　心臓病（心筋梗塞）　術後の痛み　風邪　歯痛　など

胃粘膜に凹凸ができて胃が腸のようになる

慢性胃炎が長引くことで、胃粘膜が腸粘膜化する腸上皮化生という現象が起こる。腸化することで胃粘膜が有害物質まで吸収するようになり、腸上皮化生で蓄積する遺伝子異常が胃がん発生の原因になると考えられている。

慢性胃炎

おもにピロリ菌によって起こる慢性的な胃炎。急性胃炎のような強い痛みはなく、ふだんから胃の不快感がだらだらとつづく。無症状なことも。

症状▸ 胃もたれ、慢性痛、食欲不振　など

↓進行

萎縮性胃炎

胃粘膜が荒廃し、厚みがなくなりペラペラになり萎縮する。さらに萎縮が進行すると、粘膜表面に凹凸ができる腸上皮化生が起こる。

症状▸ 慢性胃炎とほぼ同様の症状で、自覚しにくい

↓進行

胃がん

CDX2遺伝子で胃が"腸化"

「CDX2遺伝子」というがんの発現に関わる遺伝子が影響。胃粘膜が腸粘膜のように変化する「腸上皮化生」現象が起こる。これを背景として胃がんが発生する。

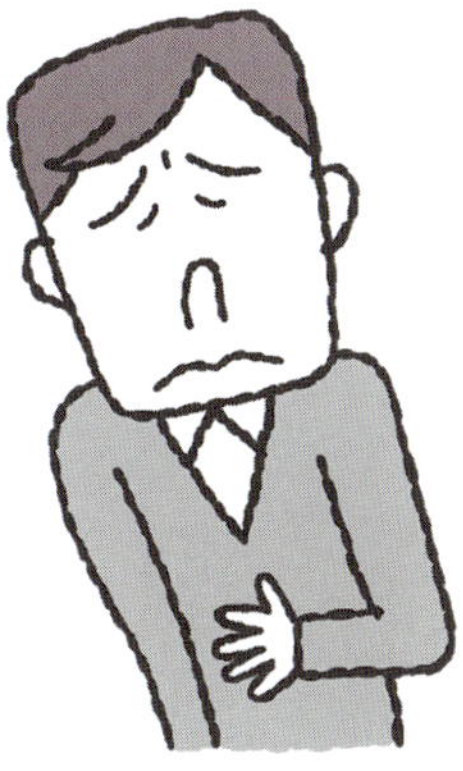

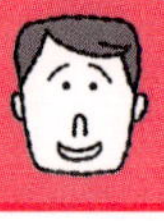

治療

特効薬タケキャブでピロリ菌を徹底除菌

内視鏡検査で胃の状態を確認します。がんの有無、胃炎の進行状態、またピロリ菌の有無もチェックします。ピロリ菌による胃炎であれば、治療は除菌です。

最近では胃酸を抑制する効果の高いタケキャブという特効薬のおかげで、除菌率が上昇。タケキャブと抗菌薬で除菌すると、1次除菌の成功率は70％程度から90％以上にアップしました。医師に使用する薬を確認し、タケキャブではないときには患者さんからリクエストしても構いません。

除菌を終えたら、再検査でピロリ菌がいなくなったかどうか確認します。再検査には尿素呼気試験を受けることが多いのですが、除菌薬服用から1か月程度では十分に検査値が下がりきらず、検査が不正確になるため、服用から8週間（約2か月）あいだをあけます。

除菌後は胃の状態が改善され、胃がんの発生率が減ります。ただ、長年胃炎を患ってきた人は、年1回、内視鏡検査で胃がん発生の有無をチェックしてください。

受けたつもり？ ピロリ菌検査の落とし穴に注意

ピロリ菌検査（P26）の受け方をまちがえているために、感染が見逃されてしまうケースがある。かならず尿素呼気試験と組み合わせて受けるように。2種類の検査で陰性ならピロリ菌はいない。

□血液検査しか受けていない

萎縮性胃炎で胃粘膜の萎縮が進みすぎると、ピロリ菌の抗体が消えてしまうことがある。尿素呼気試験で調べると実際にはいることも。

□血液検査の評価が3～9

現在の検査基準値では10未満だと陰性だと言われるが、実際に調べると3～9の人にはピロリ菌が見られることがあるので注意。

□内視鏡検査で組織検査しか受けていない

採取した組織は胃の一部にすぎない。胃の中にピロリ菌がいても、採取した部分に、たまたまピロリ菌がいなかっただけのことも多い。

□プロトンポンプ阻害薬をのんでいる

プロトンポンプ阻害薬（PPI・P35）の服用時に検査すると、ピロリ菌がサナギ状態になってしまい、陰性だと判定されることがある。

ピロリ菌検査が陽性ならただちに完璧な除菌を

検査の結果、ピロリ菌がいることがわかったらただちに除菌する。いまは特効薬タケキャブが登場し、成功率が上がっている。除菌後は再検査を受けて、きちんと除菌が成功したかを確認する。

1次除菌 胃酸をおさえながら、抗菌薬を1週間服用

○胃酸分泌抑制薬

タケキャブ（P-CAB） or その他のプロトンポンプ阻害薬

現状では、除菌成功率90％以上で個人差が出にくいタケキャブ（一般名：ボノプラザン）がおすすめ。

＋

○抗菌薬

アモキシシリン ＋ クラリスロマイシン

2種類を服用する。除菌できなかったときは2次で組み合わせを変える。

除菌から8週間後

再検査（尿素呼気試験）

除菌成功

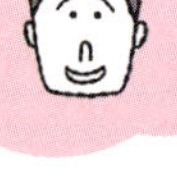

2次除菌

失敗したら抗菌薬の種類を変えて再び除菌。
1次の効果が残る6か月以内の除菌がベスト。

除菌3週間前からLG21ヨーグルトをとる

ピロリ菌の除菌には「ラクトバチルス・ガッセリー OLL2716乳酸菌」という乳酸菌が有効です。一般的には「LG21」ヨーグルトとして流通しています。除菌の3週間前から、ヨーグルトを1日2回食べると14％も成功率がアップするというデータがあります。

教えて！江田先生

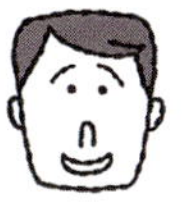

ピロリ菌検査＆除菌のQ＆A

Q 内視鏡検査のときに迅速ウレアーゼ試験を受け、陰性と言われました

A アンモニアの濃度を見る検査。それで陰性なら安心です

内視鏡検査は胃粘膜の状態、萎縮度や潰瘍、胃がんの有無などを見るのには有効ですが、ピロリ菌の有無の判断、とくに除菌判定には不向き（P62）。除菌判定は別に、尿素呼気試験で行いましょう。

ただ、内視鏡検査と同時に、迅速ウレアーゼ試験（ＲＵＴ）を受け、そのうえでピロリ菌が陰性なら問題はありません。この試験は、**胃粘膜の組織の一部をとり、アンモニアの濃度を見てピロリ菌の有無を調べる**ものです。ピロリ菌がいれば、濃度は高くなります。

Q 除菌したら胃がんになる率はゼロ?

A ゼロにはなりませんが発生率を3分の1に減らせます

現在胃がんの99%以上がピロリ菌によるものだと考えられています。ピロリ菌に感染している人は、していない人に比べて１５０倍の胃がんリスクがあります。胃がん予防にピロリ菌の除菌は欠かせません。

ただ、除菌で胃がんのリスクがゼロになるわけではありません。除菌から3～5年後に胃がんが発見されるということもあります。

それでも**除菌しない人に比べると胃がん発生率は3分の1まで下げる**ことができます。除菌は必要。そのうえで、除菌後も定期的な内視鏡検査を受けるようにしてください。

Q 萎縮してしまった胃でも治せますか？

A 除菌後8年たてば萎縮は改善します

長年、研究者のあいだでも意見が分かれていましたが、現在は「除菌後、8年くらいたつと萎縮は改善する」ことがわかっています。ですから**70代からの除菌でも、効果はある**のです。

ただ、胃の老化ははやい人で10代から始まります。このような人は若年性胃がんの危険性があります。

できれば高校生になったらピロリ菌検査を受け、将来にそなえて早めに除菌をすませておきたいものです。

Q すでに胃がんのおそれがある胃に手立てはありますか？

A 潰瘍性大腸炎に使うサラゾピリンが有効

萎縮性胃炎が進むと、遺伝子の傷がたまってきます。これによってひとつ胃がんが見つかって切除しても、数年後にまた見つかるイタチごっこのような状態になる人がいます。

このような患者さんの胃粘膜には、胃がんのもととなる「がん幹細胞」がひそんでいるのです。

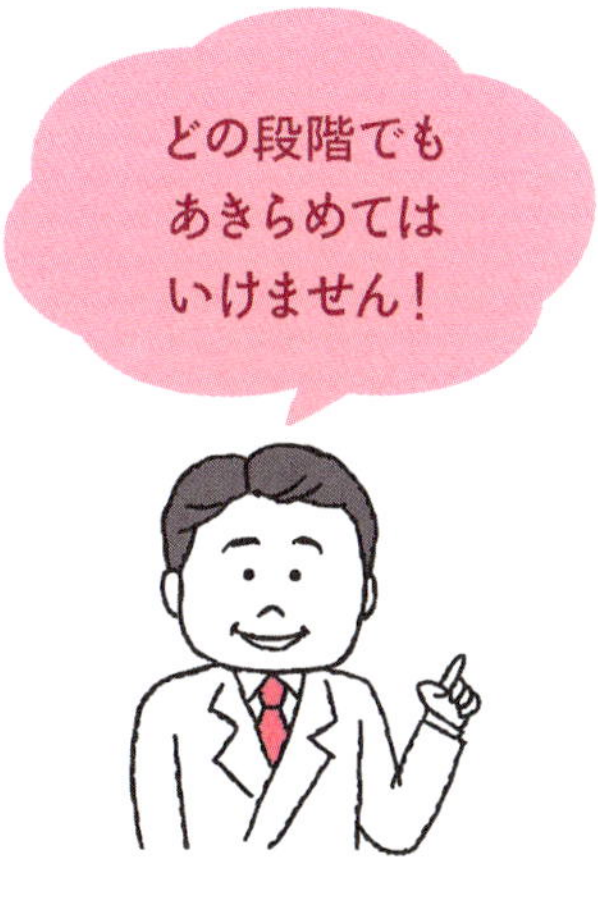
どの段階でもあきらめてはいけません！

がん幹細胞の働きをおさえ込む可能性のある薬に「サラゾピリン」があります。潰瘍性大腸炎の治療薬として知られているものですが、これが胃がん再発予防薬として注目されています。

健康保険は適用されませんから自費診療になります。検査の結果、不安がある人は、担当の医師に相談してみるといいでしょう。

Q 除菌すると逆流性食道炎になるのでしょうか？

A 胃がんになる確率を下げるほうが重要です

たしかにピロリ菌を除菌すると、胃酸の分泌が回復します。これによって軽い逆流性食道炎（P49）を招くこともあります。

しかし、これは**ピロリ菌がもともとなかった人と同程度になるだけ**であることが、さまざまな研究でわかっています。たとえ逆流性食道炎を発症しても、症状は軽く、弱い胃薬で対処できることがほとんどです。ピロリ菌を放置して胃がんになるリスクを考えたら、除菌をためらう理由にはならないのです。

腸の老化

原因

加齢によって小腸の吸収力が低下する

加齢とともに腸も老化します。腸は胃で消化された内容物に含まれる、栄養分と水分を吸収します。ところが腸が老化していくと、小腸の栄養吸収力が低下し、栄養の残った内容物が大腸に届いてしまいます。

大腸には腸内細菌が棲み、免疫力を高めるなど全身に関わるさまざまな働きをします（P65）。大腸に栄養豊富な内容物が送り込まれると、大腸全体が富栄養化します（赤潮現象）。腸内細菌が劣化し「アリアケ菌」という有毒菌が出現するのです。

アリアケ菌は、胆汁を分解して2次胆汁酸（DCA・デオキシコール酸）という酸をつくります。それが肝臓に運ばれると肝がん（肝細胞がん）の原因になります。

胆汁酸が大腸に作用すると、大腸がんを発生させることがあります。

健康な小腸によって大腸も正常に働き、便をつくる

食べものは、胃で消化され、小腸に送られる。小腸ではおもに栄養吸収が行われる。大腸では小腸でとりきれなかった水分と、ビタミンが吸収される。食べものはこうして１～２日かけて便になる。

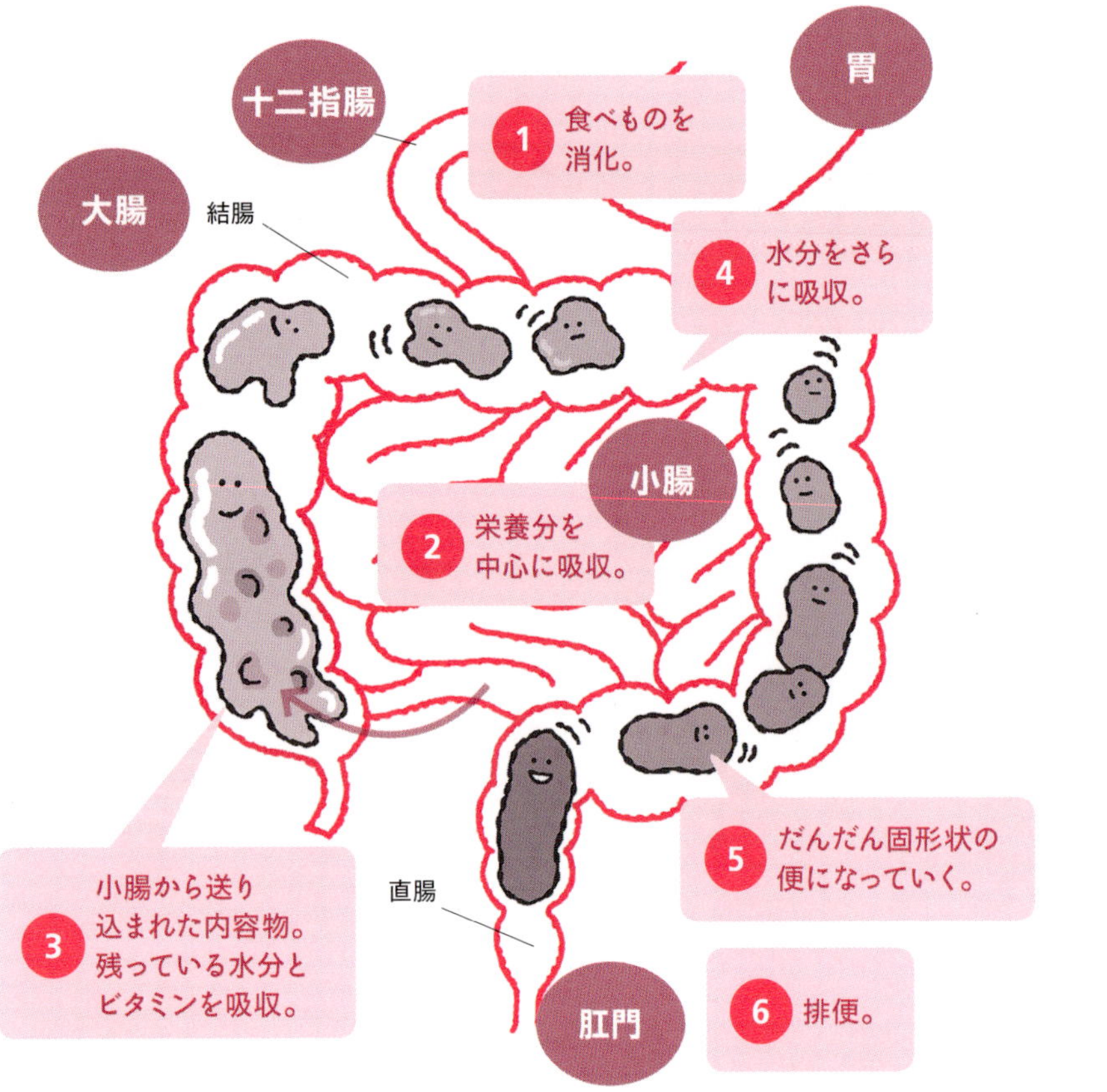

胃
十二指腸
1 食べものを消化。
大腸
結腸
4 水分をさらに吸収。
小腸
2 栄養分を中心に吸収。
3 小腸から送り込まれた内容物。残っている水分とビタミンを吸収。
直腸
5 だんだん固形状の便になっていく。
肛門
6 排便。

アリアケ菌が出現し、２次胆汁酸がつくられることでがんが生じるおそれ

加齢で小腸の栄養吸収力が低下すると、栄養豊富な内容物がそのまま大腸へ。大腸に棲んでいる腸内細菌が劣化し、過剰な栄養分で有毒なアリアケ菌が出現し、２次胆汁酸をつくり出す。この胆汁酸ががんを引き起こす。

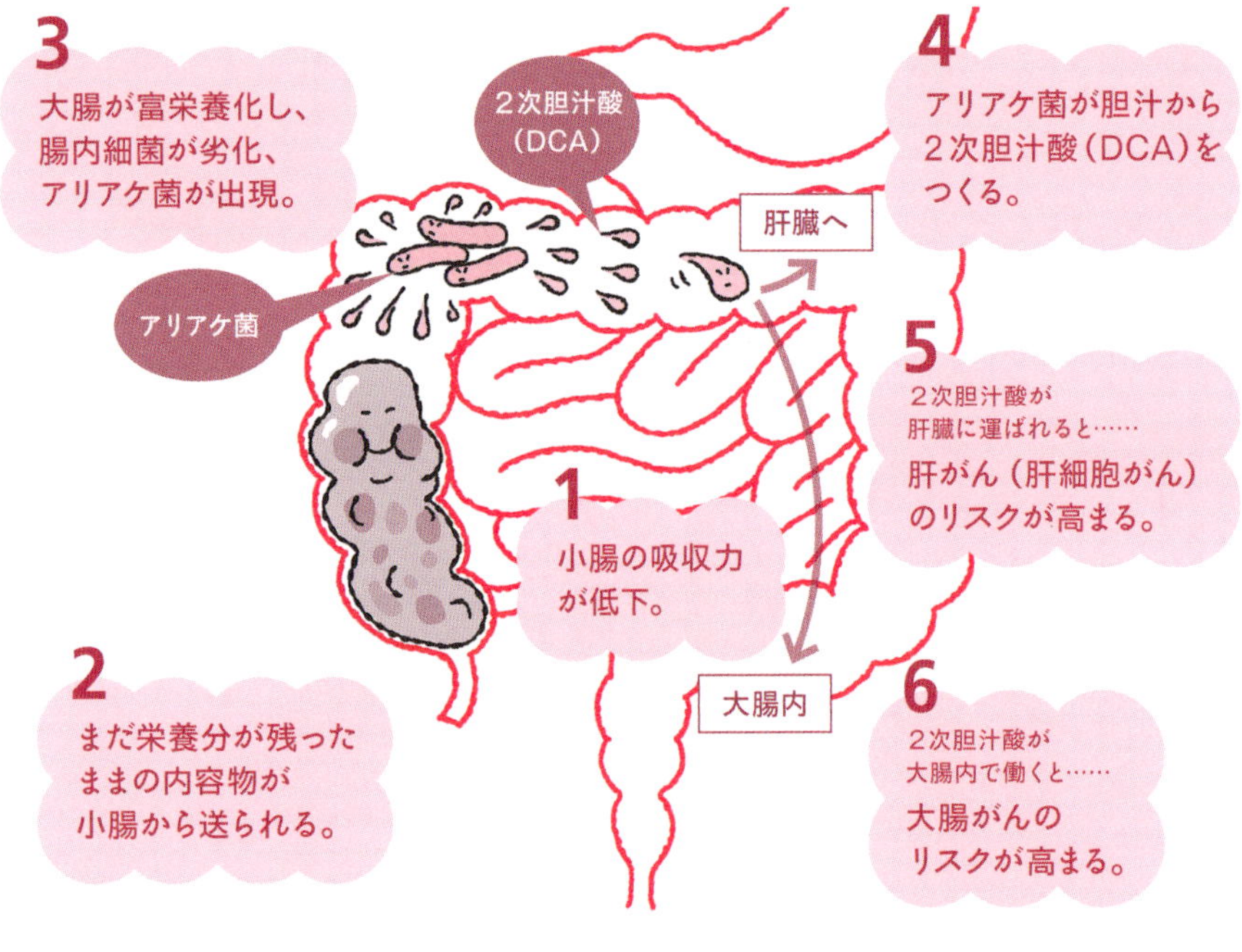

3 大腸が富栄養化し、腸内細菌が劣化、アリアケ菌が出現。
2次胆汁酸（DCA）
4 アリアケ菌が胆汁から2次胆汁酸（DCA）をつくる。
肝臓へ
アリアケ菌
5 2次胆汁酸が肝臓に運ばれると…… 肝がん（肝細胞がん）のリスクが高まる。
1 小腸の吸収力が低下。
大腸内
2 まだ栄養分が残ったままの内容物が小腸から送られる。
6 2次胆汁酸が大腸内で働くと…… 大腸がんのリスクが高まる。

腸の老化

検査

腸内細菌が影響。病気の有無から状態を知る

腸内には100兆個の細菌が棲んでいます。約1・5kgと肝臓くらいの重さがあり、腸内細菌はひとつの臓器と言えるほど、消化吸収、免疫など全身に影響をおよぼしています。

腸内細菌には善玉と悪玉があり、アリアケ菌は悪玉菌のひとつ。腸内環境が悪化すると増加します。

アリアケ菌は、もともと肥満の人の腸内に多く棲んでいます。そして肥満の人は肝臓に脂肪がたまるNA《ナッ》SH《シュ》（P59）も起こしやすく、注意が必要です。アリアケ菌の有無を調べる検査はまだ一般的ではありません。まず消化器内科で肝臓病や大腸がんの有無を検査します。

食生活の乱れ、肥満、加齢で腸内細菌のバランスが崩れる

かたよった食生活、肥満や加齢によって腸内細菌の構成バランスは崩れる。悪玉菌が優勢になると腸内環境は悪化し、アリアケ菌があらわれ、増加する。

10%
悪玉菌
大腸菌やブドウ球菌など。腸内を腐敗させ、下痢や便秘を引き起こす。免疫力を弱め、発がん性物質を発生させる。アリアケ菌も含まれる。

肥満の人は悪玉のアリアケ菌が多い！

20%
善玉菌
乳酸菌やビフィズス菌など。腸内の菌のバランスを整え、悪玉菌の影響をおさえ、腸の働きを安定させる。消化吸収力、免疫力も高める。

70%
日和見菌
どちらかが優勢になると、優勢なほうに加担。悪玉菌が優勢ならば腸内環境は悪化する。

加齢で悪玉菌が優勢になりやすい！

腸内環境の悪化で大腸がん・肝臓病になることも

肝臓病と大腸がんの検査を受ける

腸内細菌の検査は一般的にはあまり行われていない。まず、検査で肝臓病や大腸がんのおそれがないかを確認する。問題なければ、腸内環境を悪化させないための対策（P66）をとる。

大腸がんがわかるまで

◯便潜血検査
便を採取し、大腸からの出血がないかどうかを見る。年1回は受けるべき検査。

陽性（出血あり）

↓

◯大腸内視鏡検査
肛門から内視鏡を挿入し、小腸との境目から直腸まで詳しく観察する。

◯生検
疑わしいところがあれば内視鏡検査の際に、組織を採取し、検査する。

↓

診断：大腸がん

肝臓病がわかるまで

◯血液検査

血液検査の項目	基準値
ALT	30IU/L 以下
AST	30IU/L 以下
γ-GTP	50IU/L 以下

基準値以上で肝機能障害

↓

◯画像検査
超音波検査、CT検査の画像検査を受ける。

脂肪肝・肝炎のおそれ

↓

◯肝生検
肝臓に針を刺し、一部を採取して詳細に見る。

診断：NASH・肝硬変・肝がん

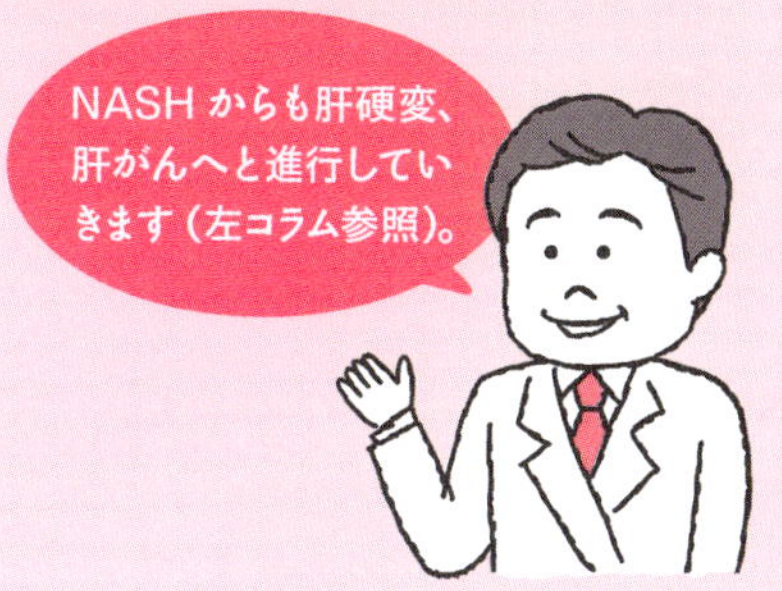
NASHからも肝硬変、肝がんへと進行していきます（左コラム参照）。

NASHの2割が肝がんへ進行する

脂肪肝は、肝臓に中性脂肪がたまった状態で、肝臓に炎症を起こします。

アルコールを飲まないのに脂肪肝になるのがNASHです。NASHの5～20%は、肝臓がかたくボロボロになる肝硬変へと進み、最終的に肝がんになります。

治療

薬や食べもので胆汁酸を排出し、病気を防ぐ

NASH《ナッシュ》（非アルコール性脂肪性肝炎）だと診断されても、現在はまだ確立された治療法はありません。医療機関ではまず日常生活を改善し体重を落とすよう指導します。日常生活の見直しで治らないとき、病態に応じてビタミンE等の薬を用います。

なかでも昔から肝臓の薬として知られているウルソデオキシコール酸（ウルソ）は、アリアケ菌がつくり出す2次胆汁酸を排出する働きがあるため、医師に相談してみましょう。

また、確定診断されなかった場合でも、これ以上悪化しないように生活習慣を改善することが大切です。アリアケ菌発生の原因は、肥満や加齢による腸内環境の悪化です。中高年のメタボは、とくに危険です。

若いときと同じ食生活を送っていると、それだけで腸は老化し、腸内環境は悪化します。食事内容や食べ方を見直さなければなりません（PART 6・P69～）。

また運動は、大腸がんや小腸、肝臓のがんを抑制する効果が認められています。毎日、積極的に運動する時間をもうけましょう。

メタボの人には太りやすい腸内細菌が多い

メタボの人の腸内細菌には食物中の栄養素を過剰吸収するファーミキューテス属、やせ型にはバクテロイデス属が多く見られます。コレステロールを下げる薬コレバインには前者を減らし、後者を増やす効果が。アメリカでは糖尿病薬として保険適用されています。

ウルソやビタミン剤を利用し、予防的な治療を行う

肝がんや大腸がんまで起きていなくても、NASHのおそれがあったり、今後に不安がある場合、薬や食べものなどで対処する。アリアケ菌の活動をおさえ、2次胆汁酸を排出させるものもある。

ビタミンEをとる

サプリメントなどでビタミンEをとる。米国肝臓学会のガイドラインではNASHの治療の第1選択がビタミンEである。

「ウルソ」を服用する

昔から使われている肝炎の治療薬ウルソデオキシコール酸（商品名：ウルソ）には、2次胆汁酸の排出を促進する働きがある。

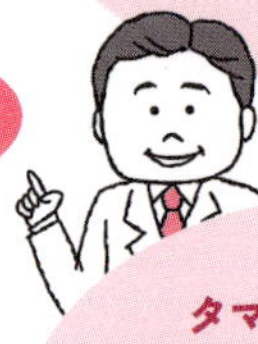
このほかに食生活全般の改善が必要です！

素焼きナッツをとる

ビタミンEを豊富に含むナッツ類もおすすめ。1日手のひら1杯程度、塩分の少ない素焼きナッツをとる。

タマネギを食べる

タマネギに含まれるケルセチンという成分が、消化管で脂肪と結合し脂肪肝を改善する可能性が高いと言われている。

有酸素運動で大腸がんの発生率は50%以下になる

ウォーキングやスイミングなど、呼吸を保ちながら行う有酸素運動で、大腸がんの発生率が50%以下になることがわかっている。小腸や肝臓のがんもおさえられると言われている。

POINT 1

毎日15分以上100分未満

毎日15分の運動で死亡率は14%減少。さらに15分ずつ延長するとがんによる死亡率も1%ずつ減る。しかし100分以上になると死亡率を下げる効果はない。

POINT 2

会話ができる程度の有酸素運動

息を詰めた瞬発的な無酸素運動は心臓などに負担がかかる。会話しながら行える有酸素運動がベスト。

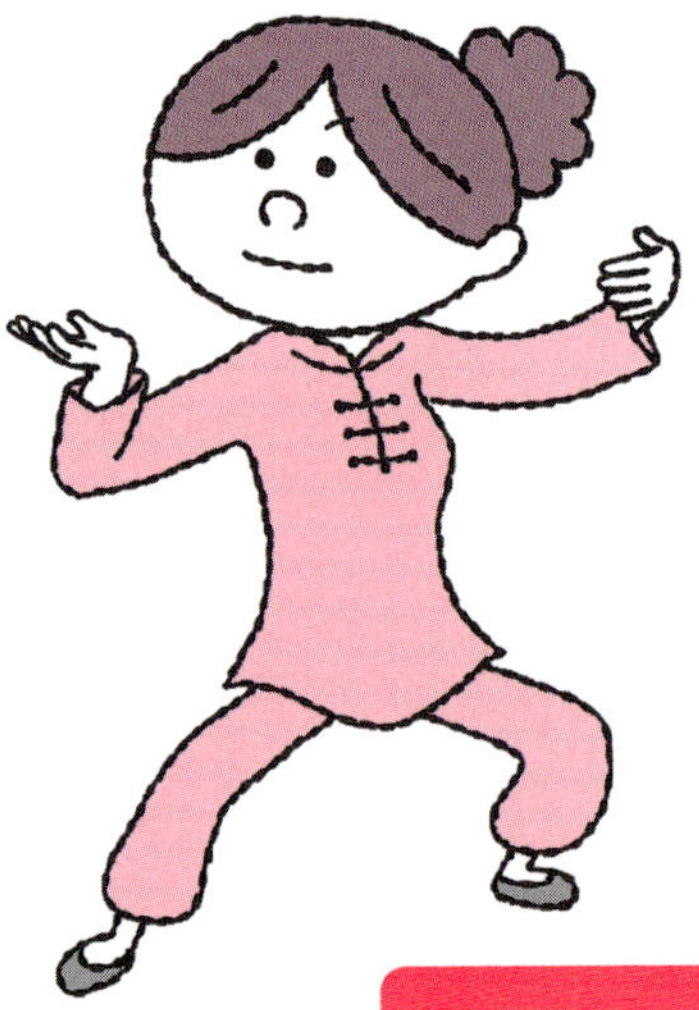

①抗炎症効果がある

大腸の炎症を悪化させるTNF-α《アルファ》やサイトカインという物質の分泌をおさえる。

②SPARC《スパーク》が放出される

筋肉運動で放出されるSPARCというたんぱく質が大腸がんの発生をおさえる。

大腸がん・小腸がん・肝がんのリスク低下

教えて！
江田先生

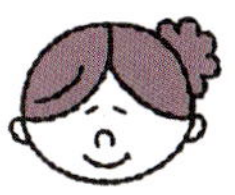

肝臓病と大腸がんのQ&A

Q　NAFLDとNASH《ナッシュ》は何が違うのですか？

A　NAFLDはNASHと単純性脂肪肝の総称です

NAFLDは、日本語に直すと非アルコール性脂肪性肝疾患。アルコールを飲まない人に起こる脂肪肝を指します。NAFLDには2種類あり、それが良性の単純性脂肪肝とNASH（非アルコール性脂肪肝炎）です。

単純性脂肪肝はとくに進行しませんが、NASHはこれまで紹介してきたように、肝硬変、やがて肝がんへと進行する可能性があります。**NAFLDの2〜3割がNASHになる**と考えられています。

いずれも肝硬変や肝がんに至るまで、ほとんど症状らしきものがありませんから、定期的に腹部超音波検査（P27）や血液検査を受けたり、日常生活を改善して、予防していきましょう。

Q　糖尿病とNASHは関係がありますか？

A　糖尿病患者の8人に1人が肝疾患で亡くなっています

糖尿病患者さんの、肝機能障害の合併率は2〜3割にのぼり、肝がんや肝硬変で亡くなる人は1割を超えます。

これにはNASHの影響があると言われています。これまで肝がんは、ウイルス性の肝炎から進行すると考えられてきましたが、最近はNASH由来のものが増えています。

糖尿病、肥満、脂質異常症はもちろん、メタボリックシンドロームの人はNASHになるおそれがあります。NASHをはじめとする**肝臓の病気は、ほとんど症状がありません**。気づいたときには肝硬変や肝がんに進んでいることが多いのです。

糖尿病の人の死亡原因は、肝がん、大腸がん、胃がんなどの消化器系のがんが最多。糖尿病だと思っていたら、思わぬ病気が潜んでいて、最終的にそちらが死因となってしまうこともあるので、気をつけてください。

Q　以前、大腸がんの検査で直腸診を受けたのですが……

A　大腸内視鏡検査を受けて。右側の結腸も見てもらいましょう

大腸がんの検査には、いくつかの方法があります。便潜血検査は、スクリーニング検査といって、集団検診などのときに用いられる方法。ここで便に血液が混じっているとわかった場合は、詳細な検査に進みます。

直腸診は肛門に近い直腸部分に医師が指を入れて触って確認するという検査です。あきらかに何か出来物があるなどはっきりわかっているときに有効です。

ただ、大腸は長い管でできている臓器です。大腸のどこにがんができているかを知るには、やはり大腸内視鏡（カメラ）を挿入し、**大腸全体を見る大腸内視鏡検査を受けたほうがいい**でしょう。

大腸がんは2通りのでき方があります。よく知られているのがポリープ（腺腫《せんしゅ》）から始まる多段階発がん。ポリープに遺伝子変化が起こることでがん（悪性腫瘍）に変わったり、転移したりするものです。

もうひとつは「デノボ経路」と呼ばれるがん。**デノボ経路のがんはポリープの段階を経ないでいきなりがんが発生する進行のはやいがん**です。右側の結腸にできやすいため、内視鏡検査時に右側まで丁寧に見てもらうようにしてください。

右側にできやすいデノボがん

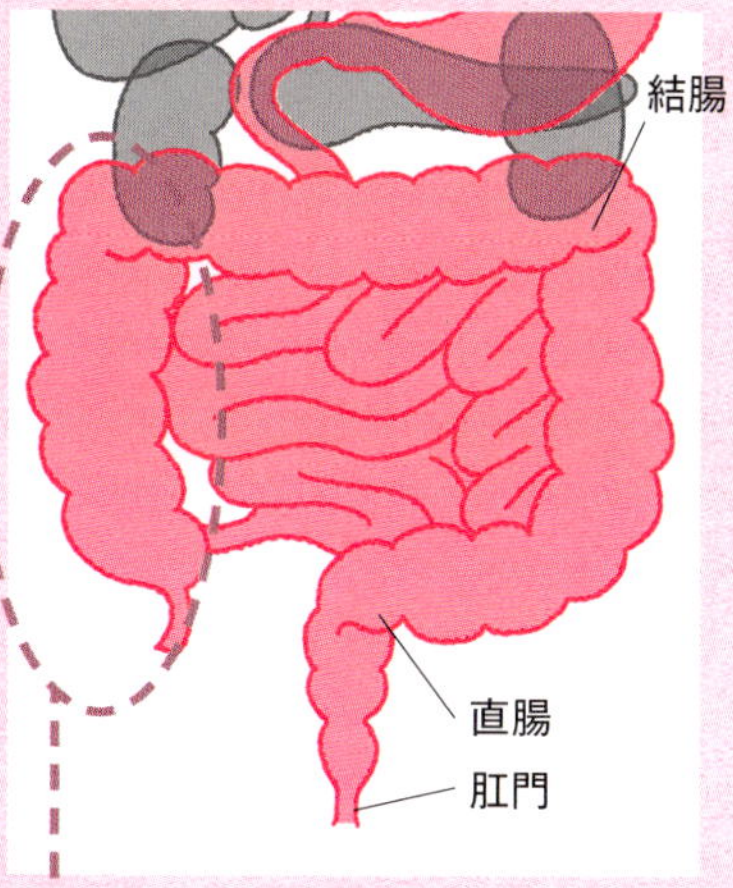

右側の、盲腸を含む結腸の部分に、前段階なく発生するデノボがんが起こりやすい。

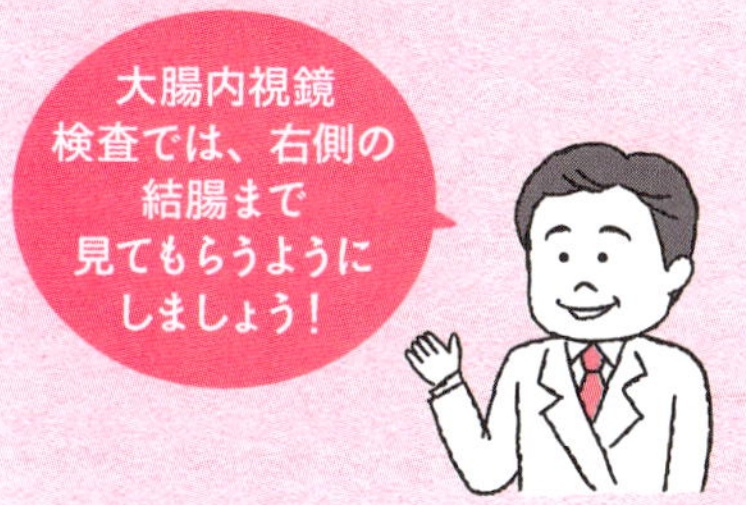
大腸内視鏡検査では、右側の結腸まで見てもらうようにしましょう！

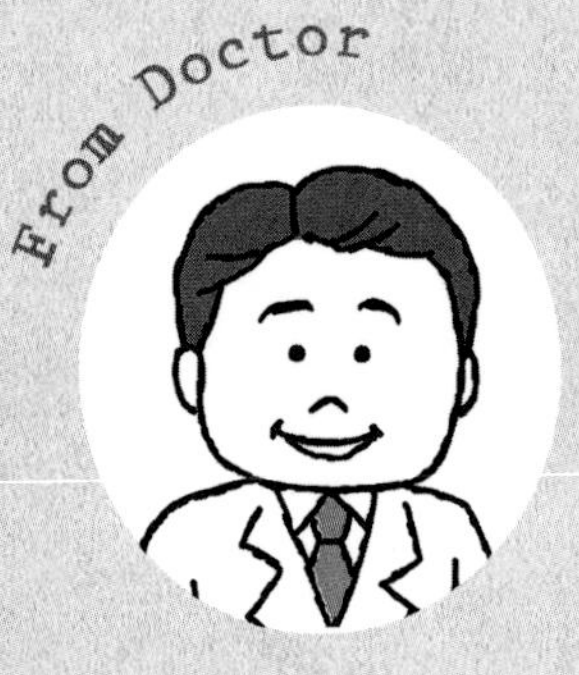

病気を治す薬が
胃腸に障害？

薬が原因で起こる胃潰瘍と偽膜性腸炎

胃潰瘍予防の胃薬はプロトンポンプ阻害薬

ピロリ菌がいないにもかかわらず胃潰瘍になる人がいます。痛み止めや風邪薬、血液をサラサラにする薬などに使われるNSAIDs《エヌセイズ》を服用している人たちです。

通常、これらの薬を処方される場合は、胃薬がいっしょに出されます。NSAIDsによる胃潰瘍を予防するためです。

問題なのはその胃薬が「H_2受容体拮抗薬（H_2ブロッカー・P35）」や軽い粘膜保護剤の場合です。

これらの薬自体はいい薬なのですが、薬物による胃潰瘍を予防するには不十分。プロトンポンプ阻害薬（PPI・P35）を服用しなければなりません。

医師に言えば、替えてもらうことができます。

悪玉菌が死を招くことも。便移植が期待される

腸にも薬によって生じる病気があります。偽膜性腸炎です。

肺炎や腹膜炎などの感染症が重症化したときに、強力な抗生物質を点滴することがあります。この抗生物質が善玉の腸内細菌を死滅させ、日和見菌のクロストリジウム・ディフィシルという細菌が生き残ります。

この菌が異常に繁殖すると、毒素産生により血便や下痢、腹痛を引き起こし、死に至ることまであるのです。

これまでは別の抗生物質を投与し、対処するイタチごっこのような治療が行われてきました。

しかし、アメリカでは薬に頼らない便移植が保険適用で実施され成果をあげています。日本にもこれからは便移植の時代が来るかもしれません。

江田式

3つのルールを習慣化

胃腸快調食生活を始める

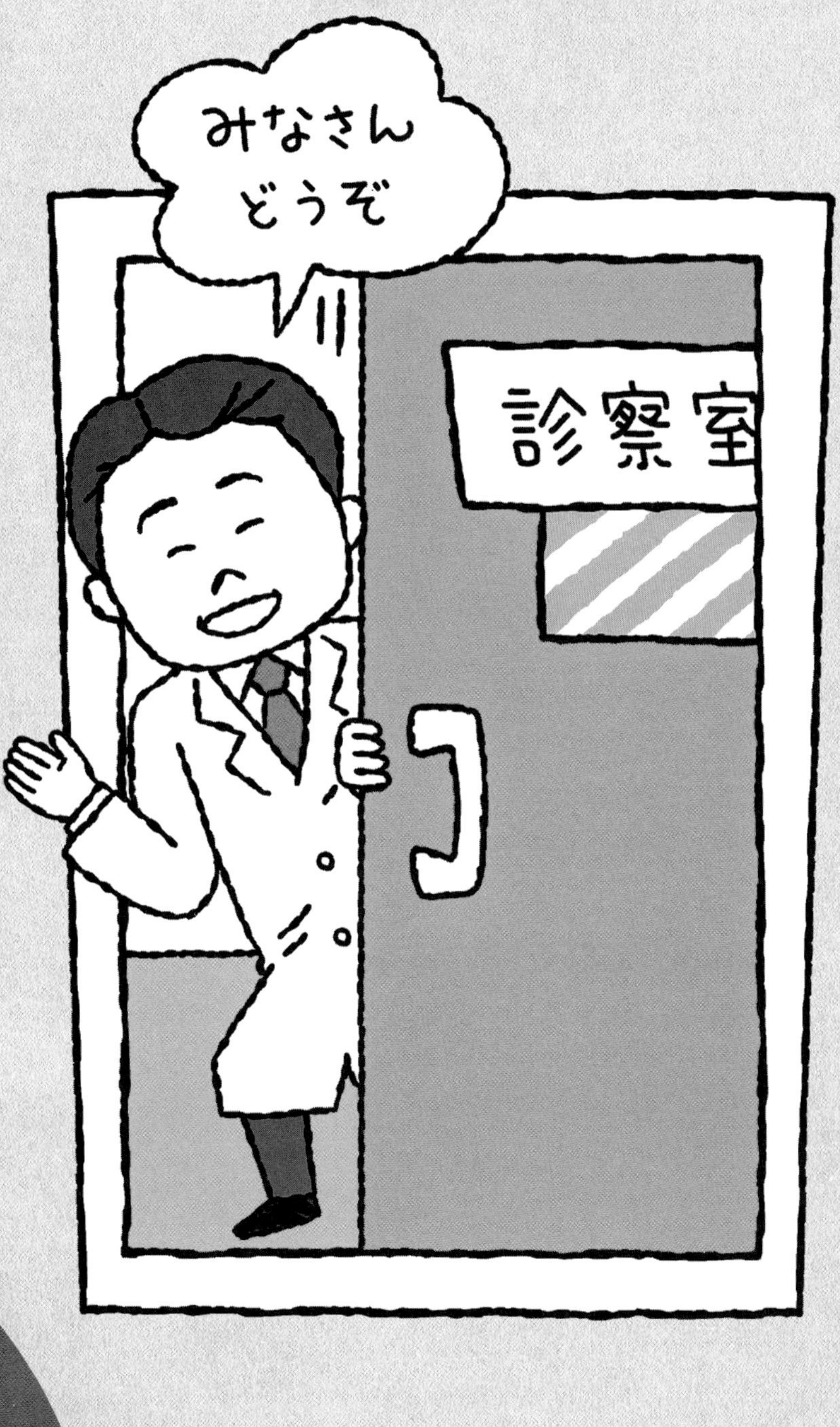

PART

6

おなかを強くする食生活に変える。3つのルールをまず3日つづけて

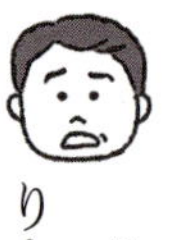

みなさんの不調の原因と治療法がわかったところで、全員にやってもらいたいことがあります。

食生活の改善です。おなかの不調は、やはり食事のとり方や内容に影響を受けて起こります。薬で治療して、一時的に不調が改善されても、生活のベースとなる食事のとり方や内容がまちがっていたら、また逆戻りしかねません。

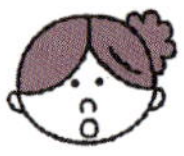

とはいえ、急に「改善」なんてできるかしら。自信がないわ。いままでダイエットだって成功したことがないし……。

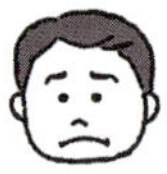

でも、せっかく薬で胃腸の状態がよくなったのに、もとに戻るのはもったいないですよね？

それは嫌ですね。もうあの喉の痛みやムカつきは味わいたくありませんよ。根本的に治していきたい。

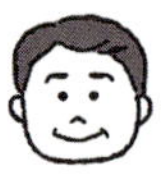

それならだいじょうぶ。大事なのは、治したい、やってみようという気持ちです。私が、食事に関する「3つのルール」を提案します。まず3日間つづけてみてください。

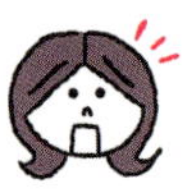

3つを3日間でいいんですか？

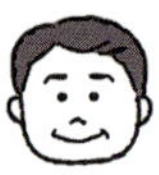

そう。3つのルールとは「朝食をとる」「いろいろなものを食べる」「消化にいいものをとる」です。簡単でしょう。

気になる症状別 ワンポイントアドバイス

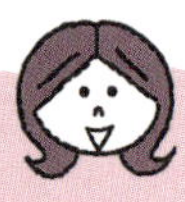

「機能性ディスペプシア」の人は……

消化しやすいものを中心に。不規則な食事をしない。

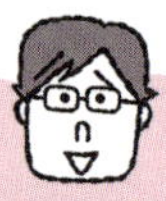

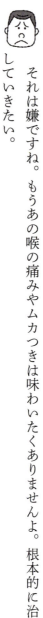

「過敏性腸症候群」の人は……

高FODMAP食（P46）、食物繊維、乳製品、発酵食品は避ける。

あら、ダイエットより簡単そう。そのくらいだったら、私にもできますね。

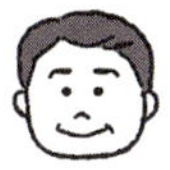

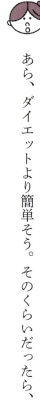

まず、朝食をとるだけで、胃腸のリズムが整います。おなかが弱い人が朝食を1週間抜くと、胃の動きがわるくなります。その後、朝食を再開しても、1週間以上回復しません。それほど朝食をとり規則性を保つことは、消化器にとって重要なのです。

次に、同じものをくり返し食べるのではなく、さまざまなものを食べていると、腸内環境が改善されます。

そして消化にいいものをとると、胃腸に余計な負担がかかりません。おなかの弱い人は、ちょっとした負担で不調を起こします。日頃、できるだけ負担を軽くしておくのです。

この3つをまず3日つづけます。それができたらもう3日間挑戦。ほら、ここまで合計6日です。1週間なんてあっという間だと思いますよ。

習慣化には「3の法則」というものがあるのをご存知ですか？

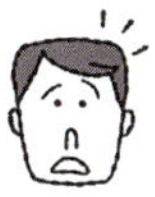

3の法則？

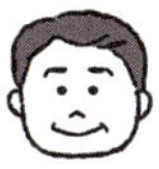

まず3日、できたら3週間、最後は3か月。3か月たつと、無意識にできるようになります。「食生活を改善しよう」と意気込んでいたことなどすっかり忘れているはず。

3つのルールはみなさんの中に定着し「新しい食習慣」になっているのです。

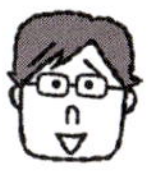

ボク、もうすでにできたような気持ちになってきましたよ。

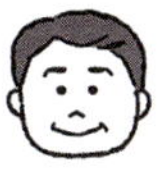

その気持ちこそ大事ですよ。今日から早速始めましょう。

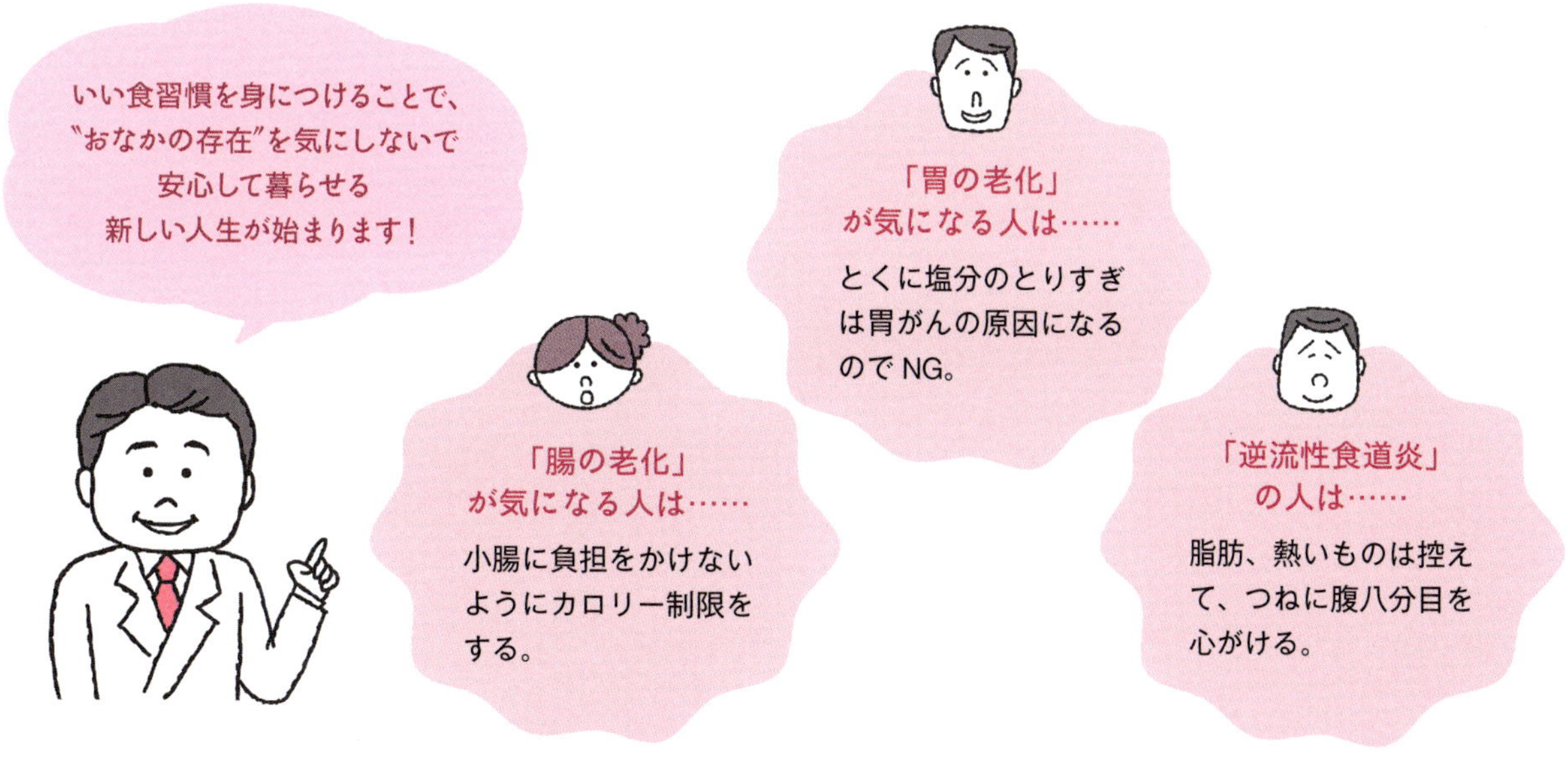
いい食習慣を身につけることで、

“おなかの存在”を気にしないで
安心して暮らせる
新しい人生が始まります！

「胃の老化」

が気になる人は……

とくに塩分のとりすぎは胃がんの原因になるのでNG。

「腸の老化」

が気になる人は……

小腸に負担をかけないようにカロリー制限をする。

「逆流性食道炎」

の人は……

脂肪、熱いものは控えて、つねに腹八分目を心がける。

おなかを強くする！ 食生活改善の3つのルール

ルール1

朝食をとる

朝食を抜かないで、朝昼晩、３食きちんと食事をしましょう。深夜の夜食はNG です。遅くとも夜９時までに夕食をすませます。

➡P73へ

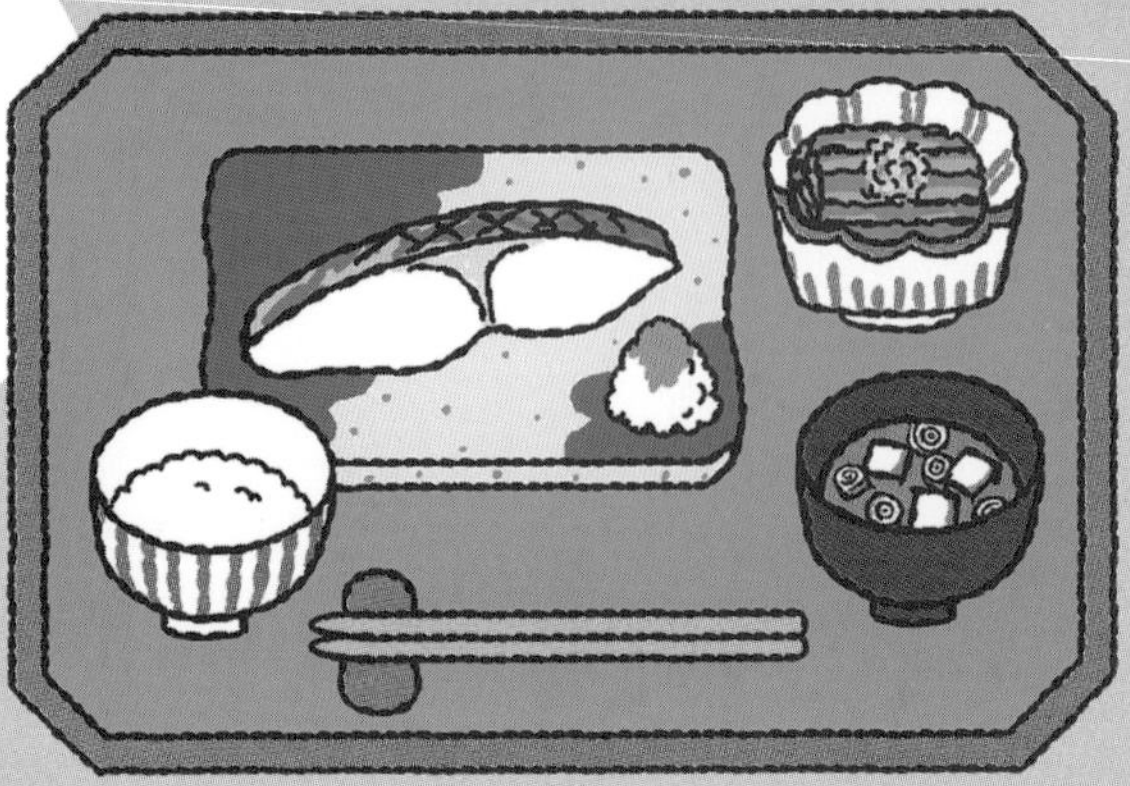

ルール2

いろいろなものを食べる

腸内環境をよくしましょう。そのためには同じものばかりをくり返し食べない。多種多様なものを食べ、腸内細菌の種類を増やします。

➡P74へ

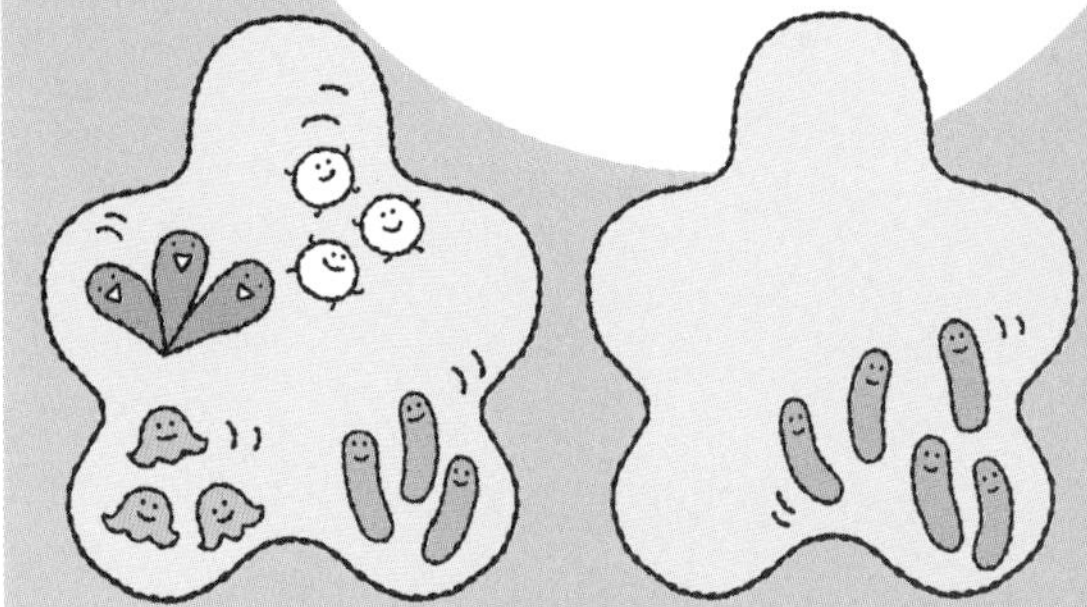

ルール3

消化にいいものをとる

同じエネルギー量の食べものをとるなら、胃腸に負担がかかりにくい、より消化しやすいものをとりましょう。

➡P75へ

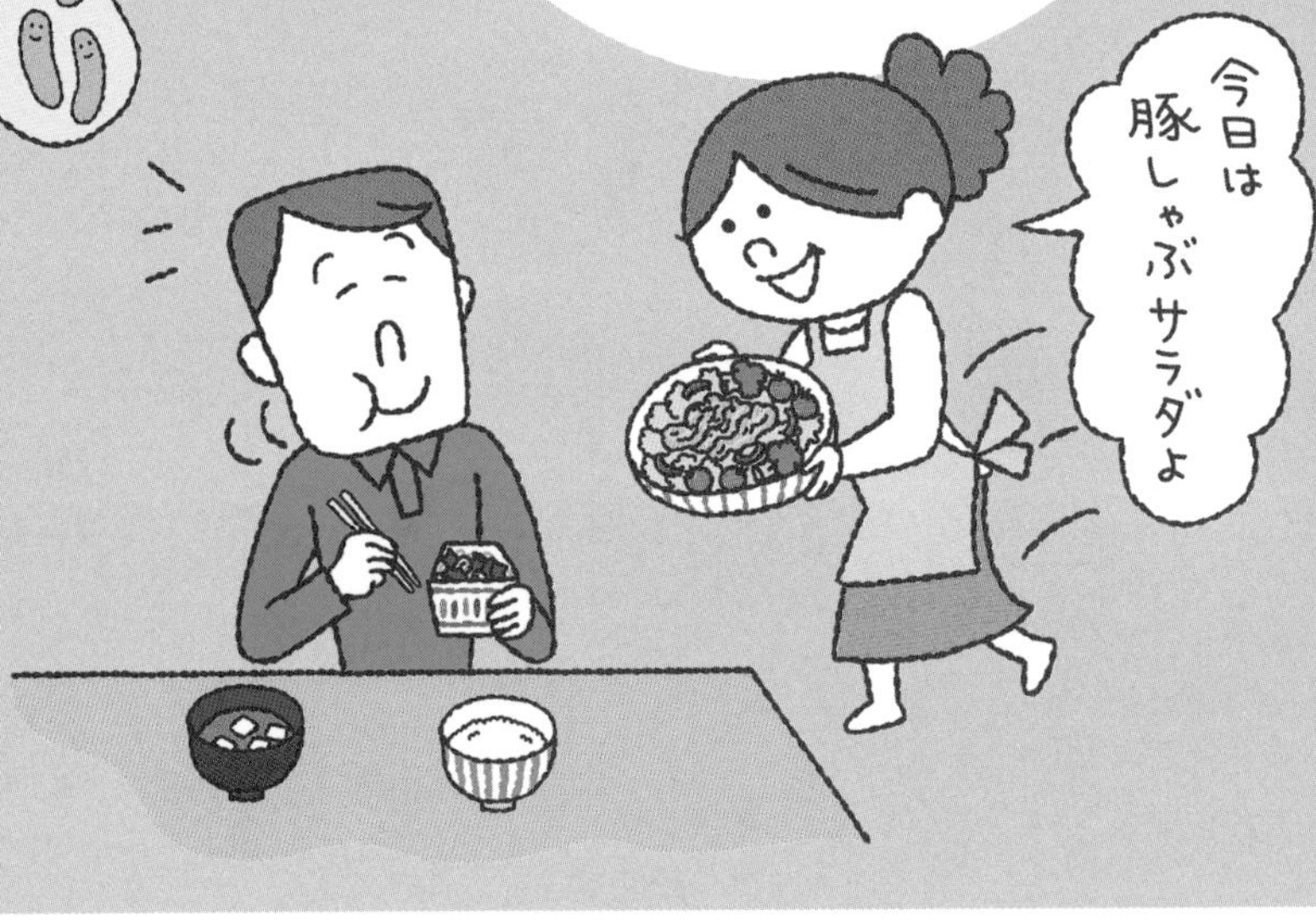
今日は豚しゃぶサラダよ

ルール1

「朝食をとる」…胃腸の運動能力をとり戻す

朝昼晩の食事で胃腸が健康的に動き出す

胃の運動には「食後の噛みくだき運動」と「空腹時おそうじ運動」の２種類がある。３食とることで、胃の運動のリズムが整う。胃に連動して小腸、大腸も活動的になる。

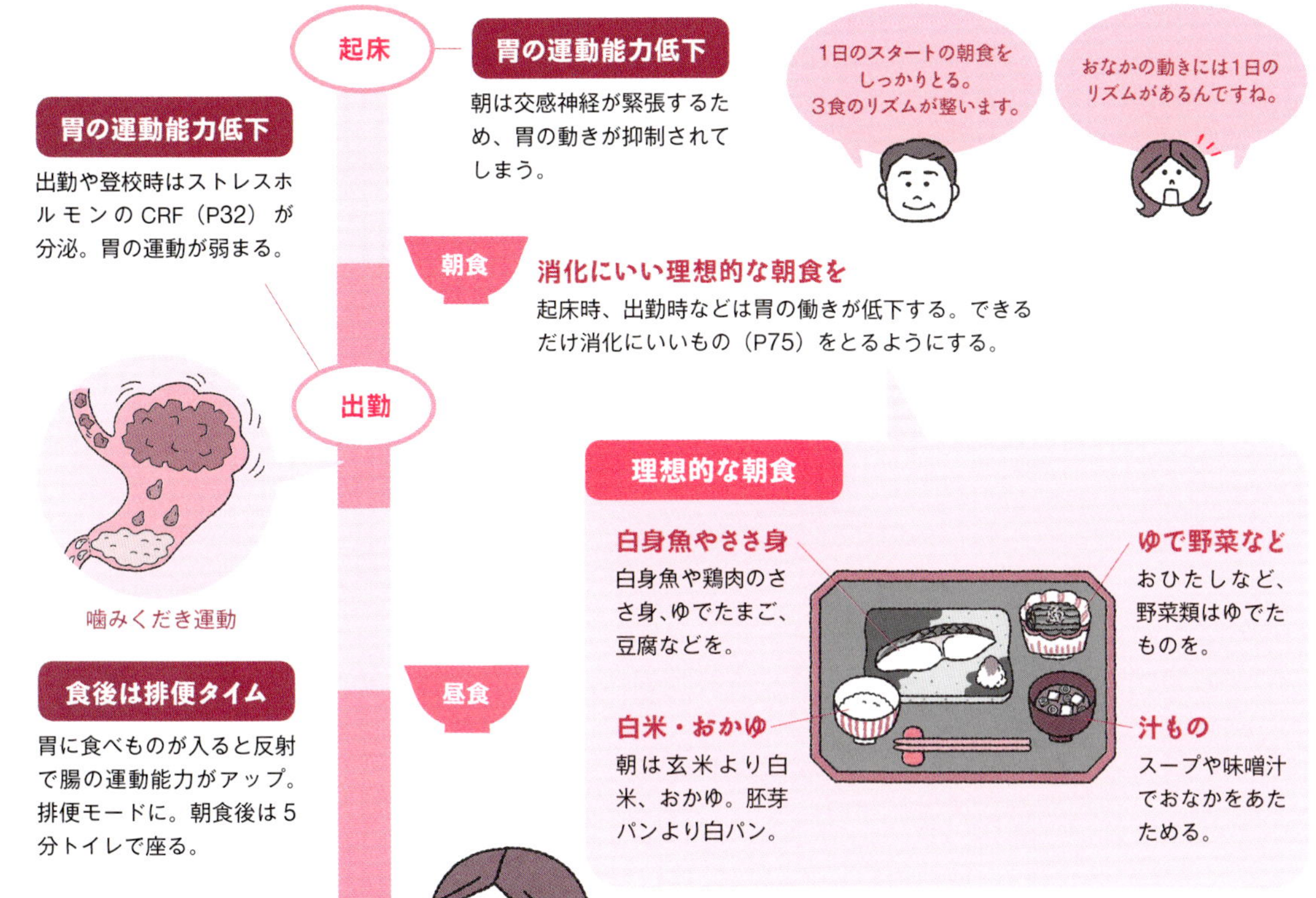

起床
胃の運動能力低下
朝は交感神経が緊張するため、胃の動きが抑制されてしまう。
1日のスタートの朝食をしっかりとる。3食のリズムが整います。
おなかの動きには1日のリズムがあるんですね。
胃の運動能力低下
出勤や登校時はストレスホルモンのCRF（P32）が分泌。胃の運動が弱まる。
朝食
消化にいい理想的な朝食を
起床時、出勤時などは胃の働きが低下する。できるだけ消化にいいもの（P75）をとるようにする。
出勤
噛みくだき運動
理想的な朝食
白身魚やささ身
白身魚や鶏肉のささ身、ゆでたまご、豆腐などを。
ゆで野菜など
おひたしなど、野菜類はゆでたものを。
白米・おかゆ
朝は玄米より白米、おかゆ。胚芽パンより白パン。
汁もの
スープや味噌汁でおなかをあたためる。
食後は排便タイム
胃に食べものが入ると反射で腸の運動能力がアップ。排便モードに。朝食後は5分トイレで座る。
昼食

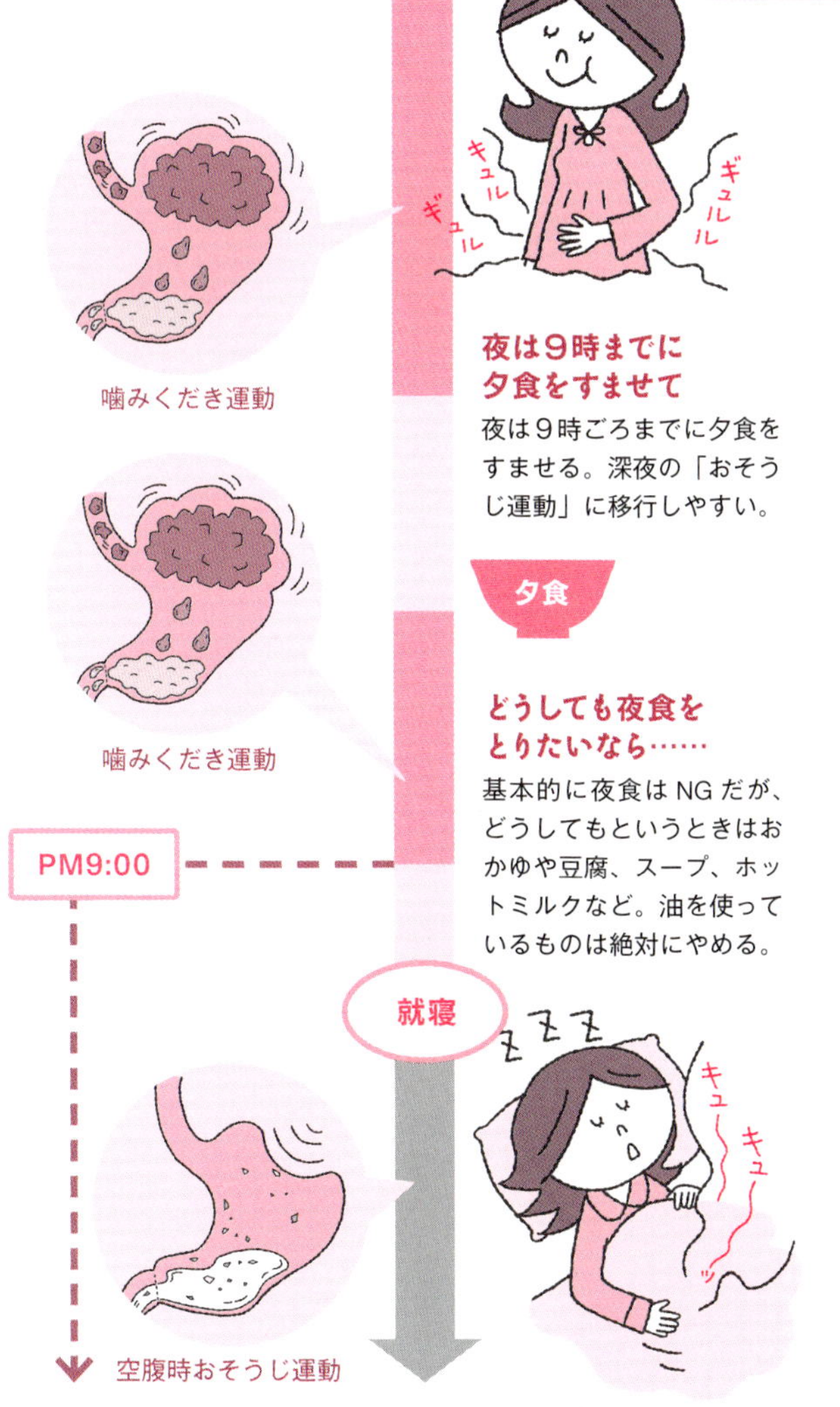

噛みくだき運動
夜は9時までに夕食をすませて
夜は9時ごろまでに夕食をすませる。深夜の「おそうじ運動」に移行しやすい。
噛みくだき運動
夕食
どうしても夜食をとりたいなら……
基本的に夜食はNGだが、どうしてもというときはおかゆや豆腐、スープ、ホットミルクなど。油を使っているものは絶対にやめる。
PM9:00
就寝
空腹時おそうじ運動

おなかが弱い人は、大事な用事がある日など、おなかの調子が気になって朝食を抜きがちになります。でも朝食を抜くと、その後の胃腸のリズムが崩れてしまいます。

胃には「食後の噛みくだき運動」と深夜行われる「空腹時おそうじ運動」の２種類があります（P37）。毎食後に噛みくだき運動によって消化液の流れがよくなり、胃腸の運動も活発に。食べものはスムーズに消化・吸収されます。胃に食べものが入ることで大腸に刺激が送られ、排便もしやすくなります。

深夜になると大きな収縮をともなう空腹時おそうじ運動で、老廃物が押し出され、胃はリセットされます。

朝食をきちんととると、１日の胃腸リズムが保たれ、胃腸の運動能力は十分発揮されるのです。

ルール2

「いろいろなものを食べる」…腸内環境を改善

腸内にはさまざまな細菌が棲んでいます（P65）。腸内細菌の集まりを腸内フローラ（腸内細菌叢《そう》）と呼びます。腸内フローラの環境（腸内環境）は、悪玉菌が増加したり、細菌数が減ったり、細菌の種類が少ないと、悪化します。下痢や便秘だけでなく、肥満や免疫力低下まで起こります。

注目したいのは、細菌の種類の減少で腸内細菌のバランスが乱れる「ディスバイオーシス」。腸粘膜のバリア機能が落ちるのです。

健康な腸粘膜は、粘膜細胞同士が手をつなぎあうように結合しガードします。そのため、細菌が腸粘膜から入る余地が生まれません。

ところが同じものばかりくり返し食べていると、腸内細菌が似た菌ばかりになります。腸粘膜同士の結合が外れ、細菌が侵入してしまうのです。そのため、免疫力も低下します。

対策は、少しずつ多種多様なものを食べること。腸内細菌のバリエーションが豊富になり、腸粘膜のバリア機能がアップします。

腸内フローラを充実させてバリア機能をアップ

腸内フローラ（腸内細菌叢）の状態をよくすることが、腸内環境の改善につながる。そのためには多種多様なものをとり、細菌のバリエーションを増やすことが大事。

いろいろなものを食べる
↓
バリア機能アップ

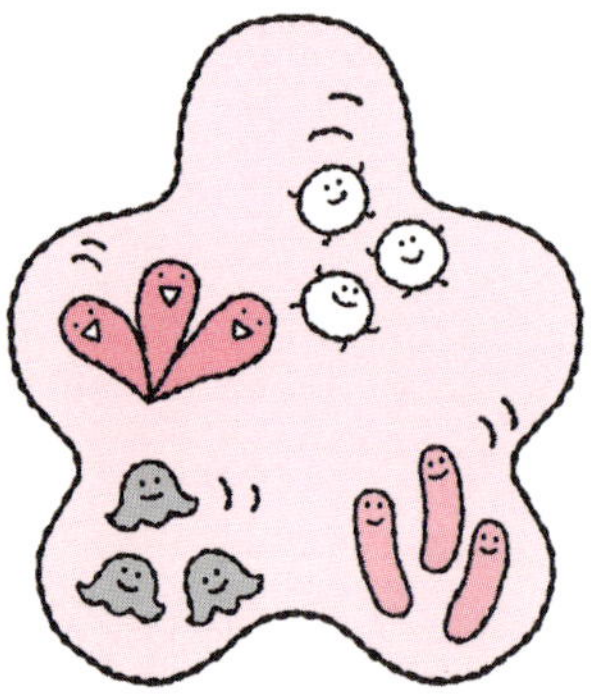

腸内細菌の種類が増え、腸粘膜のバリア機能が向上し、よく働くようになる。

同じものをくり返し食べる
↓
バリア機能ダウン

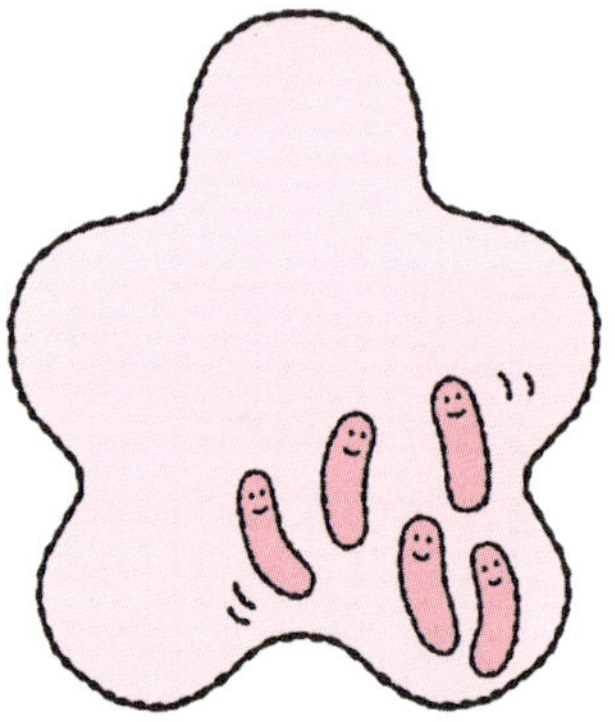

腸内細菌の種類が減り、バランスが乱れ、腸粘膜のバリア機能が落ちる。

善玉菌を含む食べものを積極的にとって腸を元気にする

乳酸菌製品や発酵食品は善玉菌を増加させる。腸内細菌は、食物繊維をエサとして増加するため、水に溶けやすい水溶性食物繊維を含む食材をとるのがおすすめ。

乳酸菌製品
ビフィズス菌などの乳酸菌も善玉菌のひとつ。これらの菌を多く含み、腸内に届くヨーグルトや乳酸菌製品などをとる。

発酵食品
キムチには乳酸菌、納豆には納豆菌、味噌には酵母菌などの善玉菌が多い。発酵食品を定期的にとるようにする。

水溶性食物繊維
水に溶けて、腸内で分解、発酵する食物繊維。リンゴ、バナナ、こんにゃく、海藻類などに豊富に含まれる。

Caution!

過敏性腸症候群は要注意！
腸内環境にいいとされる食品の一部に高FODMAP食（P46）が含まれる。過敏性腸症候群の人はこれらを避けて食品選びを。

腸内細菌が多種多様だとがんのリスクが低下

腸内フローラが多様だと大腸がんや肝臓病だけでなく、その他のがんの予防にもなります。

なかでも、腸内細菌のバリエーションが豊富な閉経後の女性は、女性ホルモンの代謝がよくなり、乳がんのリスクが低下するという研究データがあります。

ルール3

「消化にいいものをとる」…胃腸への負担軽減

胃腸に負担をかけない、消化しやすいものを食べていると、おなかの不調は自然と起こりにくくなります。

胃から十二指腸へと送られるまでにかかる時間を「胃内滞留時間」と言います。もっとも短いのが脂肪分の少ないたんぱく質。次に炭水化物、脂肪です。脂肪分の多い天ぷらやビーフステーキなどは、この滞留時間が長いため、胃もたれや吐き気を起こしやすいのです。

胃で未消化の内容物が送られると、腸に負担がかかります。栄養分を多く含むため、小腸で吸収しきれず、大腸で富栄養化を起こすことに（P64）。腸内細菌も乱れ（P74）、がんの原因にもなるのです。

小腸は加齢とともに老化し、消化力が低下します。若いときと同じようにカロリーの多い食事をとるのは厳禁。大腸に余分な栄養が届くと、大腸の「赤潮現象」が起こります（P64）。中年になったらカロリーをおさえた「シニア食」が必要です。

胃の中にとどまる時間が短い食べものを選ぶ

消化時間は、食べものの種類によって異なる。たんぱく質中心のものははやく消化でき、十二指腸へと運ばれる。脂肪中心のものは消化しにくく、胃の中に長くとどまり、負担がかかる。

消化：よい ↔ わるい

おもな栄養素	食品（100gあたり）	胃内滞留時間
たんぱく質	半熟卵	1時間30分
	ヒラメの刺し身	2時間30分
炭水化物	おかゆ	1時間45分
	うどん	2時間45分
脂肪	エビの天ぷら	4時間
	ビーフステーキ	4時間45分

出典：『イラスト　栄養学総論』城田知子ほか（東京教学社）

食べ方、調理法を変えると消化の助けになる

よく噛んで食べたり、食材の脂分を落とすような調理法を選ぶだけで、消化の助けになり、胃にかかる負担が軽くなる。消化にわるい食べものをとらなければならないときには、とくに心がけて。

はやぐいせずに、よく噛む
よく噛むと食べものは細かくなり、唾液によって消化が進み、胃への負担が軽くなる。

ながら食べをやめる
考えながら、新聞を読みながらでは、交感神経が優位に働き、胃酸が出にくくなる。

食べすぎない
消化できる量を超えて食べすぎると、胃もたれや胃痛の原因になる。腹八分目を心がけて。

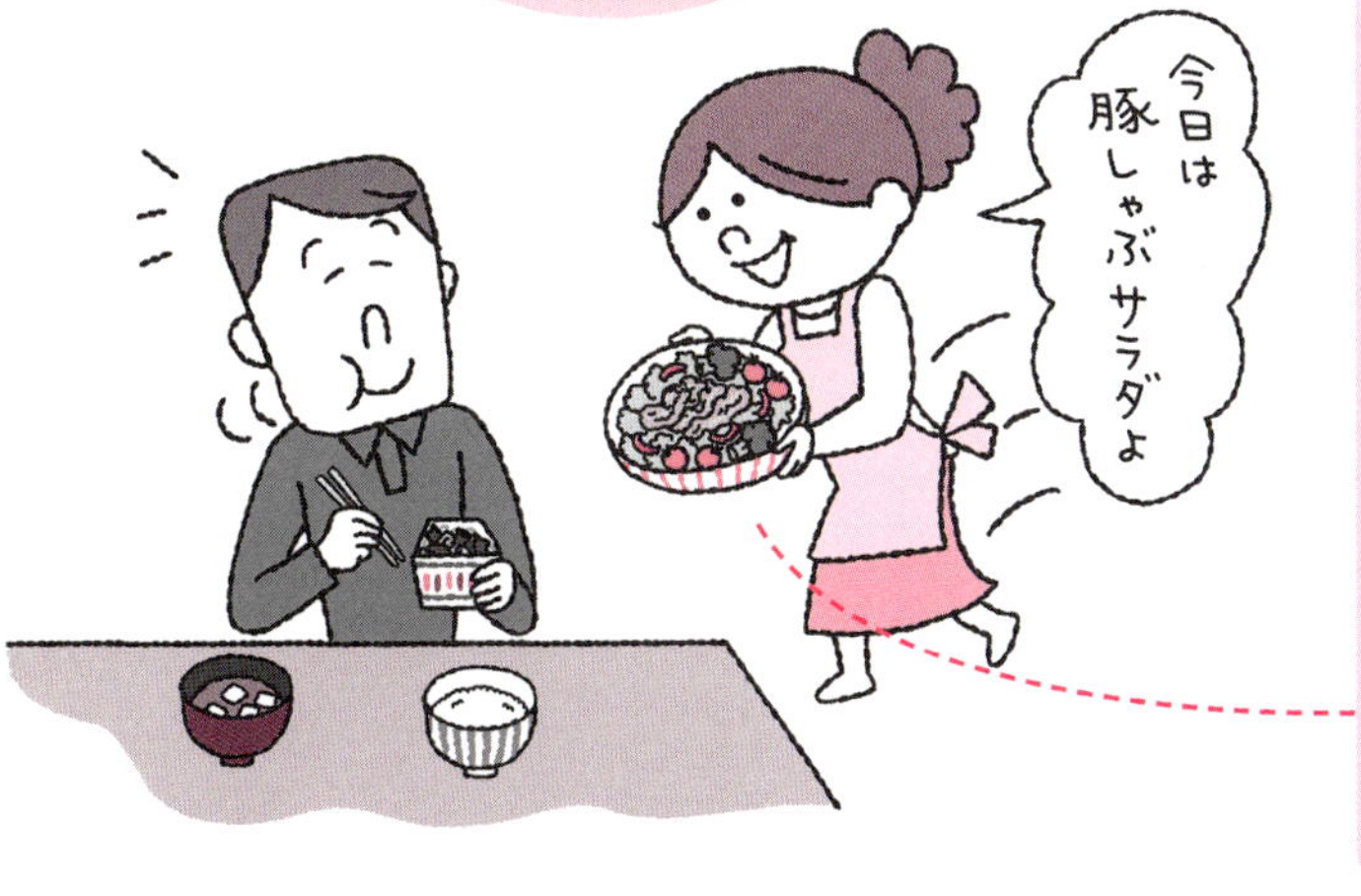
今日は豚しゃぶサラダよ

部位、種類の選び方、調理法で脂分を減少

肉や魚を選ぶときは、ロースより脂分が少ないヒレを、トロより赤身、白身を選ぶ。脂は多いが、青背の魚の脂はn-3系の多価不飽和脂肪酸で、消化吸収もよく体によい働きをする。

調理の際は、焼いたり、ゆでたり、湯通しして脂分を落とすとよい。

消化にいい食べもの以外にも、胃の働きをサポートしたり、胃炎から胃を守ることができる栄養素や天然化学成分（ファイトケミカル）を持つ優れた食べものがあります。
　おなかが弱い人は、こうした食べものの天然のパワーを利用しない手はありません。
　キャベツやブロッコリーなどの野菜類から、イカやタコなどの魚介類まで有効なものがたくさんあります。
　ビタミン類はとり方をまちがえると、せっかくの栄養が排出されてしまいます。効果的なとり方を知って、ぜひ毎日の食卓に胃のお助け食べものをとり入れてください。

胃酸をおさえて胃炎を軽くする
キャベツ

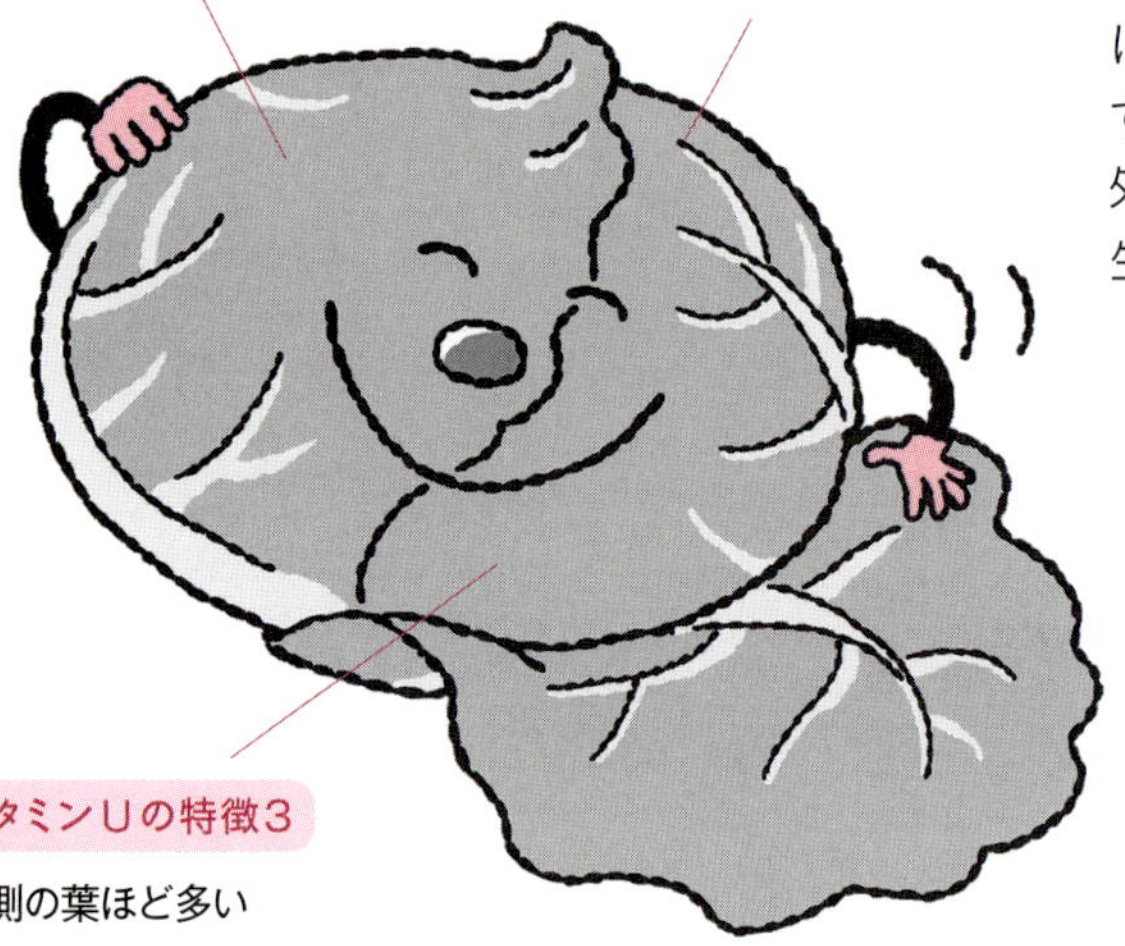
ビタミンUの特徴1
水・熱に弱い
ビタミンUの特徴2
冷やすと増える
ビタミンUの特徴3
内側の葉ほど多い

キャベツにはビタミンUが豊富。胃酸をおさえ、胃粘膜を修復する作用がある。ビタミンUは熱に弱く、水に溶け出す性質があり、さらに冷やすと増加する。冷蔵庫に2日間と43日間おいたキャベツを比較すると、ビタミンUの量が7.5倍も違う。外側より内側の葉のほうが増加しやすい。生の千切りで食べるのがおすすめ。

キャベツはアブラナ科の植物。「デザイナーフーズ・ピラミッド」（P81）では最上位に位置する。

おなかにGOOD

ビタミンU

キャベツから発見されたビタミン。Uは潰瘍を意味する英語（ulcer）からとられたほど、胃への効果が高い。

こんなよい成分も！

イソチオシアネート

アブラナ科に多いファイトケミカル。がん抑制、解毒などの効果がある。これは熱を加えてもこわれないため野菜いためにしても効果あり。

【おすすめの食べ方】

❶ 冷蔵庫で冷やす

カット前なら冷蔵庫で数日間冷やし、ビタミンUの量を増やしておく。

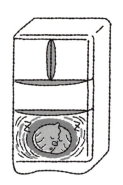

❷ 葉のまま洗ってから千切りにし、茶碗1杯

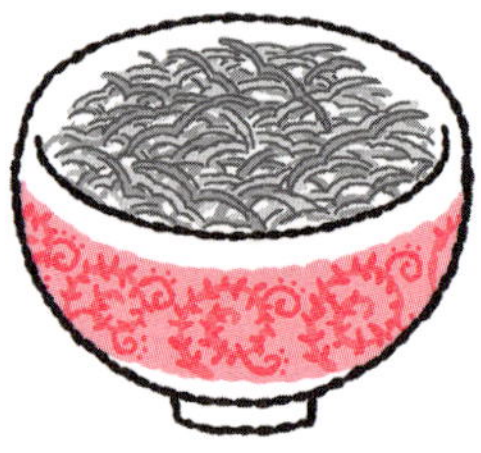

内側の葉を使う。まず洗ってから、千切りに。1日茶碗1杯（約70g）とりたい。

ねばねばで胃粘液をサポート
オクラ、ナガイモ

オクラやナガイモに含まれるムチンというねばねば成分は、動物の分泌する粘液の成分と同様のもの。とり込むと胃粘膜を保護する働きをする。また、消化を促し、便秘を予防する働きもある。ほかにヤマイモ、サトイモ、モロヘイヤ、ツルムラサキなどにも多く含まれる。

ナガイモはヤマノイモの肥大化した球根を指す。

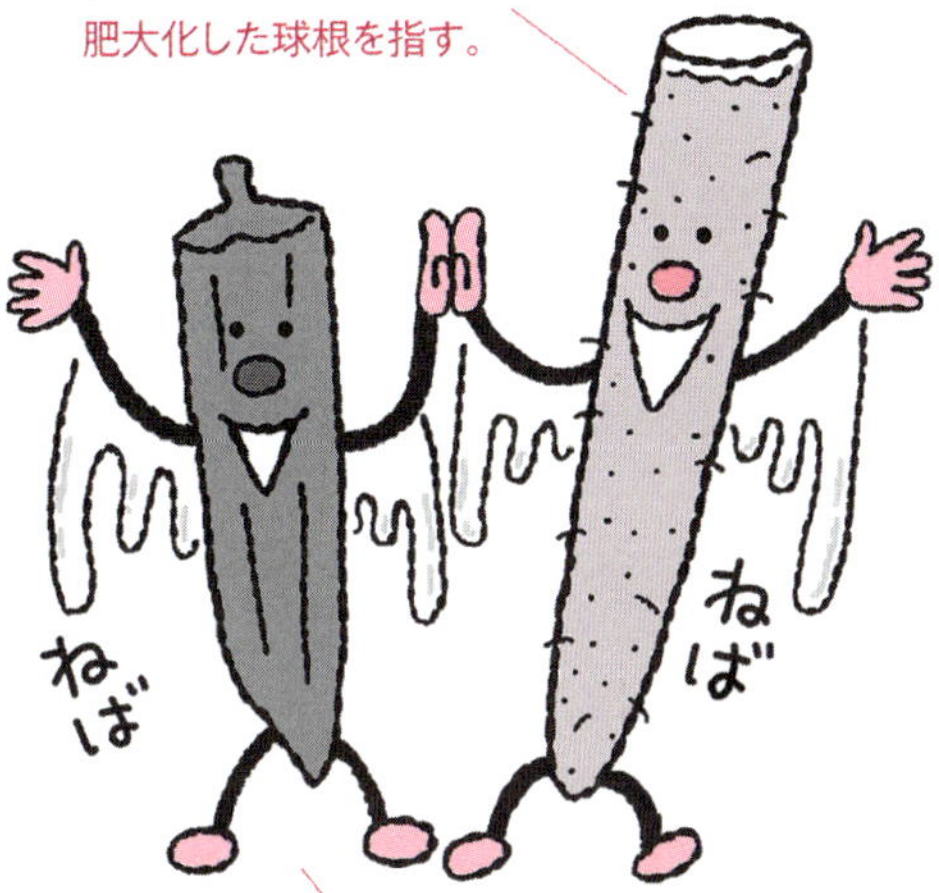

オクラは紀元前からアフリカで栽培されてきた食用果実。

おなかにGOOD

ムチン

たんぱく質と糖質が結合してできた粘性の強い物質。細胞を保護し、異物からガードする。

ピロリ菌死滅作用がある
ブロッコリー

ブロッコリーとブロッコリースプラウトに含まれる「スルフォラファン」という成分に、胃炎の原因となるピロリ菌の活性をおさえ込んで、胃炎を改善させる効果がある。また、ピロリ菌の増殖をおさえて、細胞のがん化を防ぐ効果も。「デザイナーフーズ・ピラミッド」（P81）にも含まれている。

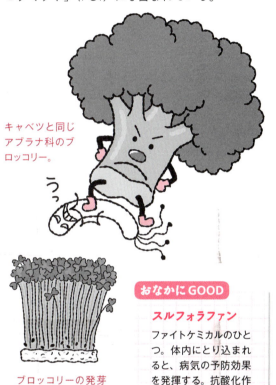

キャベツと同じアブラナ科のブロッコリー。

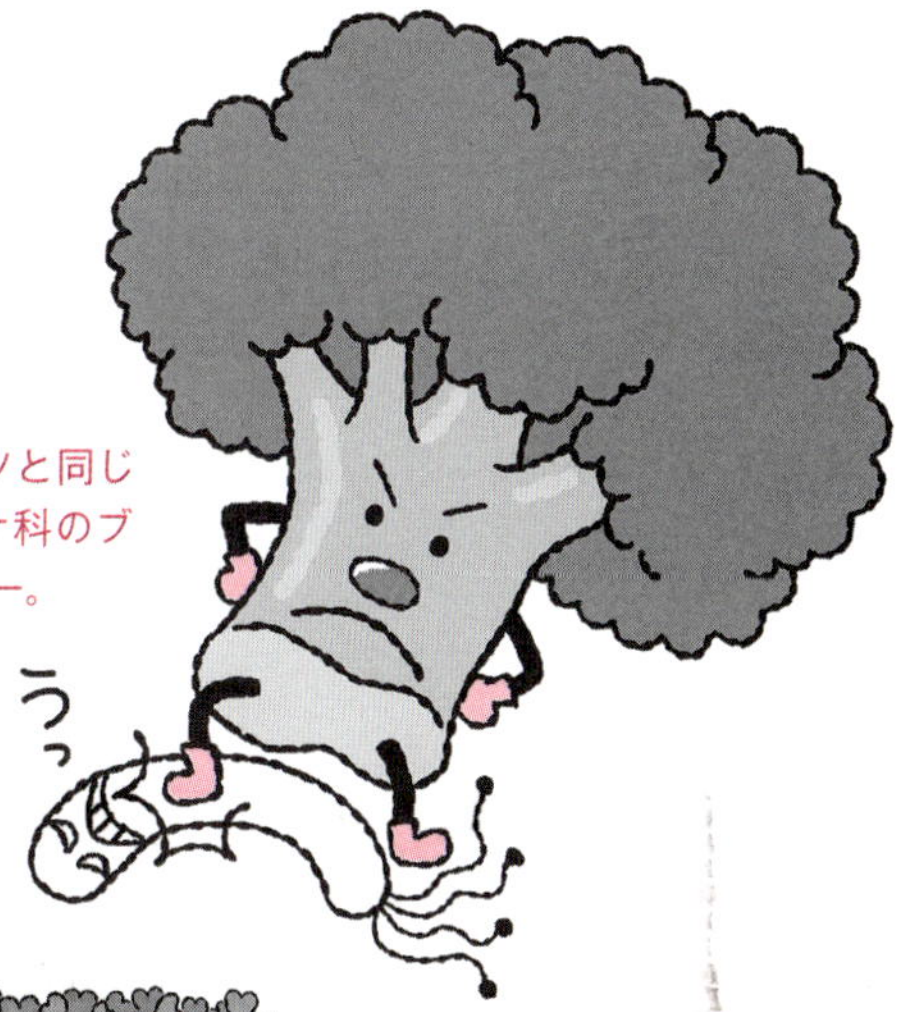

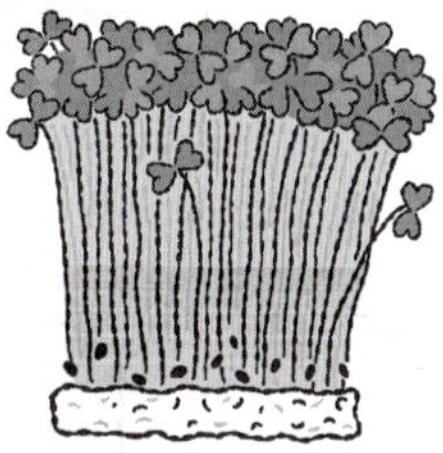

ブロッコリーの発芽直後の新芽、ブロッコリースプラウト。

おなかにGOOD

スルフォラファン

ファイトケミカルのひとつ。体内にとり込まれると、病気の予防効果を発揮する。抗酸化作用や解毒作用も。

疲れた胃の消化を助ける
大根

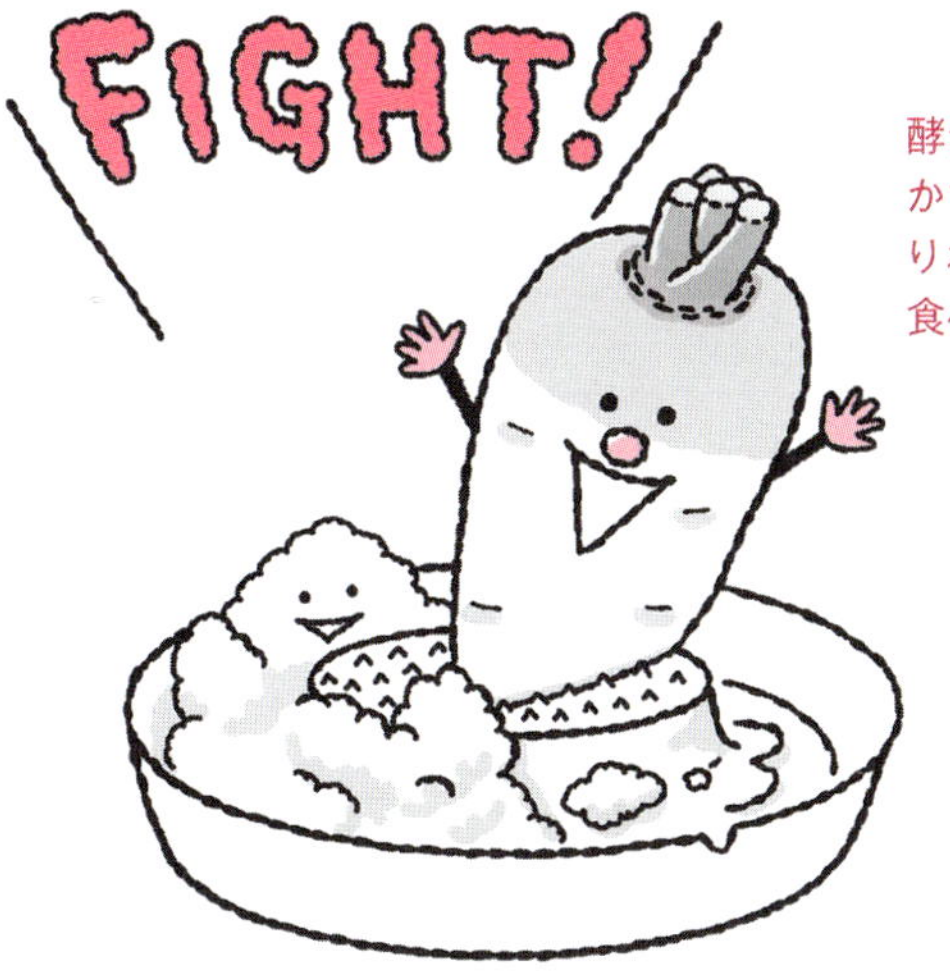

酵素のパワーを活かすには、生ですりおろし、すぐに食べるのがベスト。

大根に含まれるでんぷん分解酵素ジアスターゼや、たんぱく質の分解酵素プロテアーゼが、消化を助け、胃もたれや胸焼けなどを解消する効果がある。これらの酵素は加熱したり、空気にさらされると効果が半減するため、生で食べるとよい。

おなかにGOOD

プロテアーゼ

たんぱく質を分解する酵素。肉、魚、卵料理のつけあわせには大根おろしが最適。

おなかにGOOD

ジアスターゼ

酵素のひとつで、胃の中に入ったでんぷんを分解。米や麺類の消化に欠かせない。

胃の細胞を延命させる
イカ、タコ、カキ

イカやタコ、カキに多く含まれるタウリンには、ストレスやアルコールの影響で弱った胃の細胞を、延命させる効果がある。タウリンの１日の有効摂取量の目安は約700mg。カキは含有量が多く、生ガキ２つで１日分のタウリンがまかなえる。サザエ、ホタテ、アサリなども多い。ただ、焼くと３割、煮ると５割が損なわれる。生で食べるのがおすすめ。

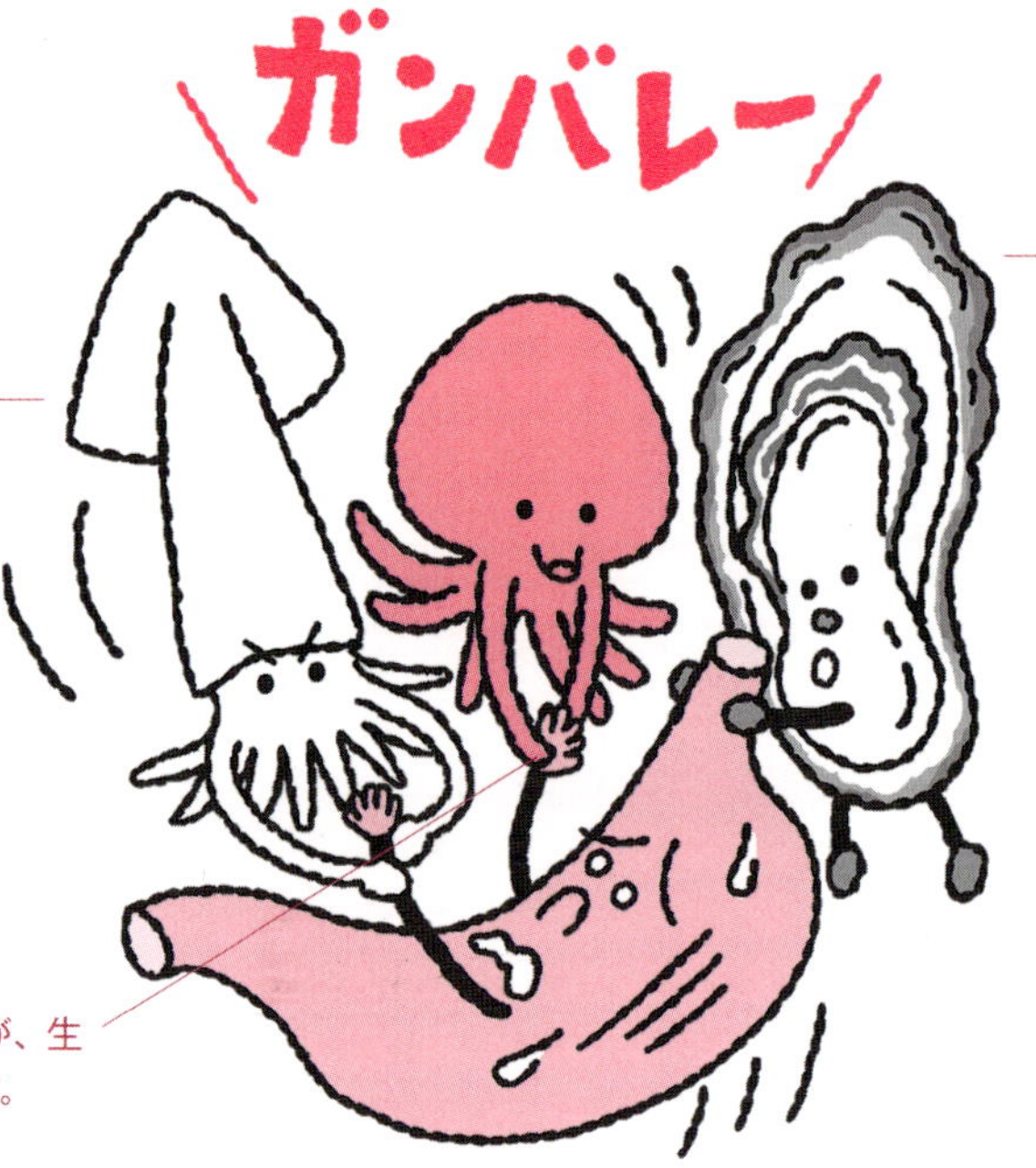
ガンバレー
イカは、軟骨、くちばし以外、ほぼ食べられる。
生ガキはタウリンが豊富。ただし貝毒、細菌性腸炎に注意。
加熱調理されることが多いが、生ダコのほうがタウリンは豊富。

【ビタミンＣをとると効果アップ】
ビタミンＣといっしょにとり込むと、体内でタウリンの効果がアップする。カキを食べるときに、レモンやカボスをしぼるのは理にかなっている。

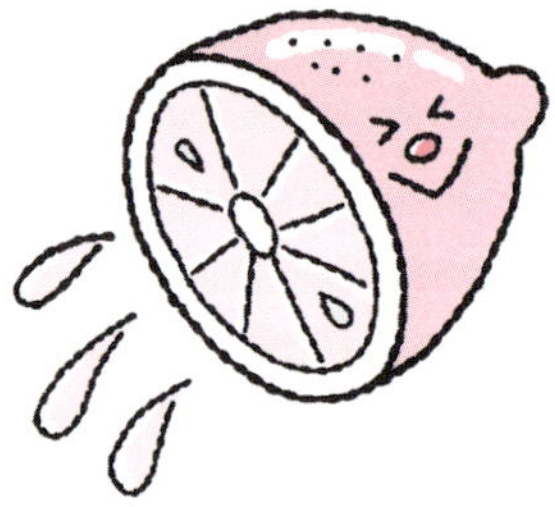

おなかにGOOD

タウリン
胃の細胞の延命効果のほかに、肝機能を高めたり、コレステロールの排泄を促したり、血圧を下げる働きもある。

胃粘液を補い、胃壁を守る
海藻類

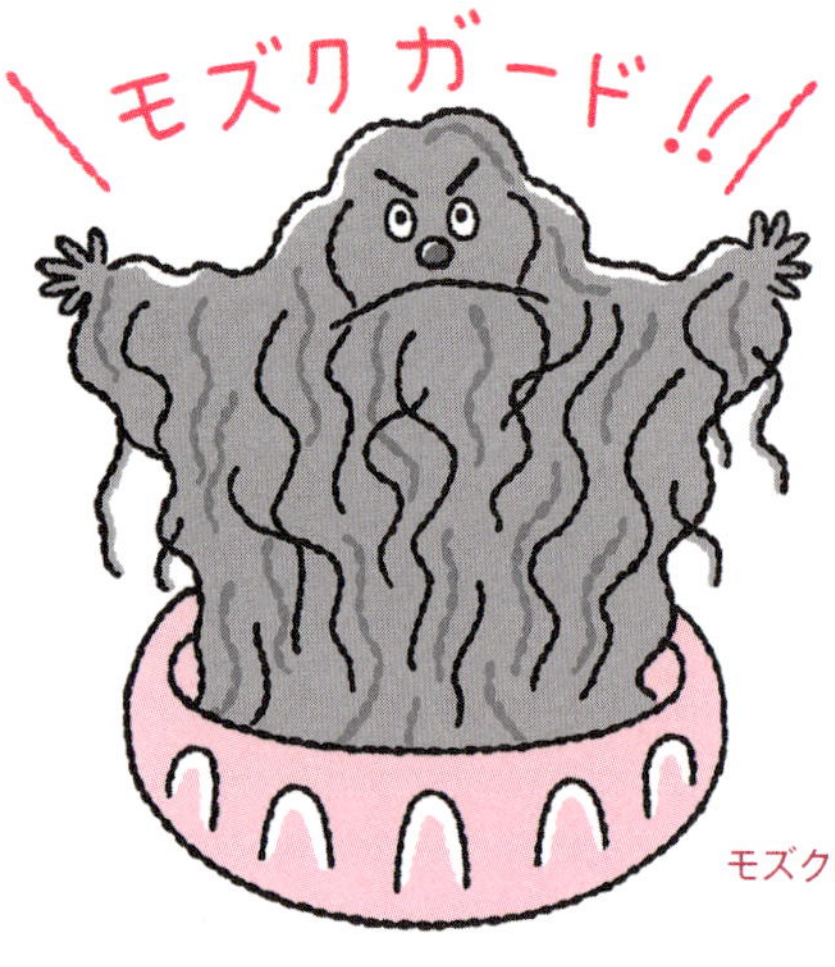
モズクガード!!
モズクは沖縄の海がおもな産地。

モズクや、ワカメ、コンブなどの海藻類には、ぬるぬる成分フコイダンが含まれる。フコイダンは胃粘液のかわりをしたり、胃壁を補修したりする作用がある。海藻類でもっとも含有量が多いのはモズク。食品から大量にとるのは難しいため、サプリメントからとるのもおすすめ。

おなかにGOOD

フコイダン
胃を守る作用のほかに、免疫細胞の活性化、抗アレルギー効果などもあると考えられている。

胃炎を改善し、発症をおさえる
青背の魚

おなかにGOOD

EPA

エイコサペンタエン酸。不飽和脂肪酸の中のn－3系多価不飽和脂肪酸。血液サラサラ効果があり、血管系の病気を予防。

サバやイワシなど青背の魚にはEPA（エイコサペンタエン酸）という不飽和脂肪酸が豊富に含まれている。肉の脂に含まれる飽和脂肪酸とは異なり、中性脂肪を減らしたり、動脈硬化を改善する効果が認められている。胃では、ピロリ菌の感染で起こる炎症を改善し、胃炎をおさえる作用がある。

こんなよい成分も！

DHA

ドコサヘキサエン酸というEPAと同じn－3系多価不飽和脂肪酸。とくに脳神経の活性化、認知症予防効果がある。

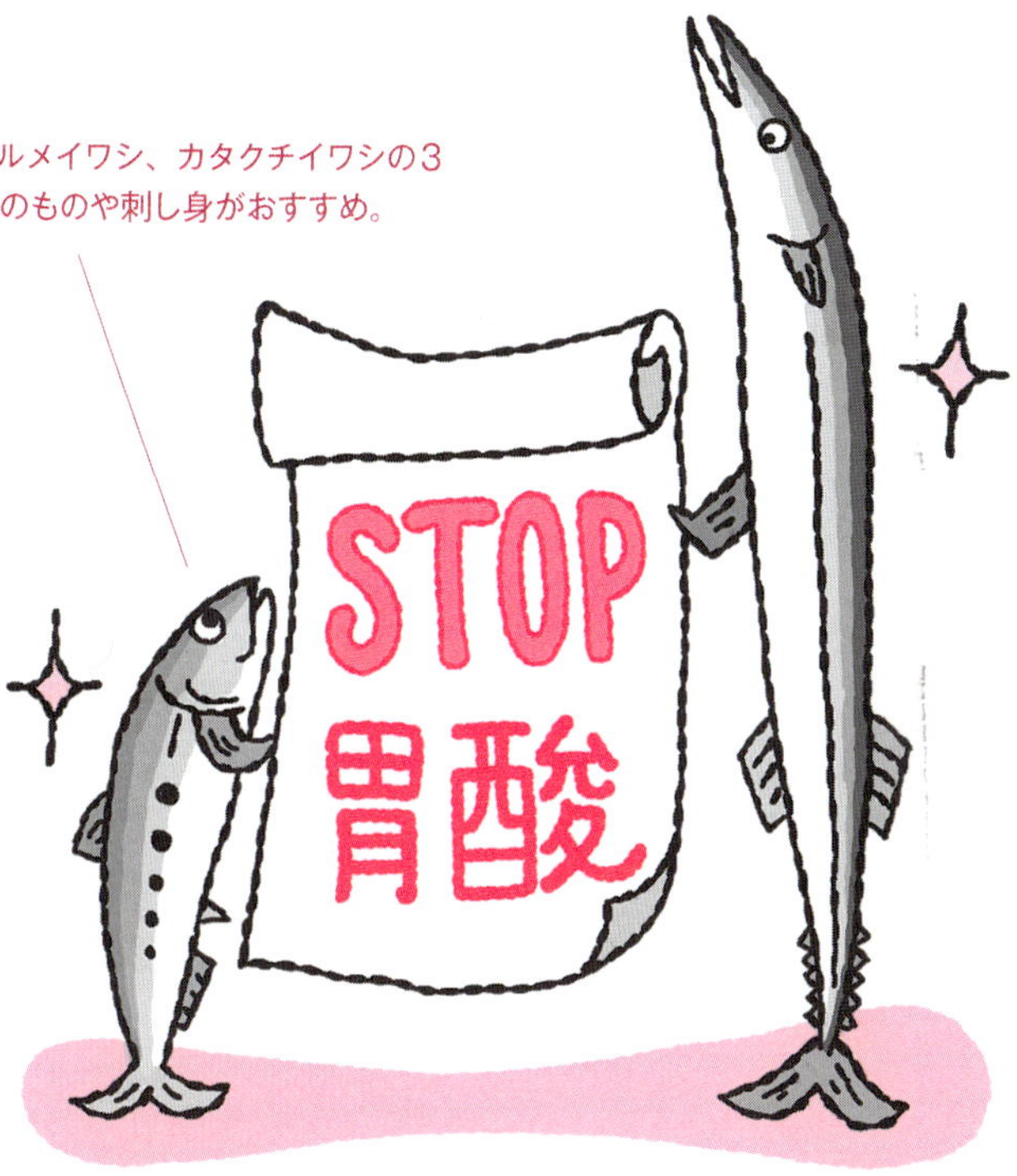
サンマは秋になると脂肪分が豊富。塩焼きが好まれるが、胃のためには刺し身がベスト。
マイワシ、ウルメイワシ、カタクチイワシの3種がある。酢のものや刺し身がおすすめ。
STOP
胃酸

【塩分を使った調理はNG】

ピロリ菌に感染している人が塩分をとりすぎると、感染していない人に比べて胃がんの発生率が3倍になる。塩焼きや煮つけなどは避け、生で食べるように。

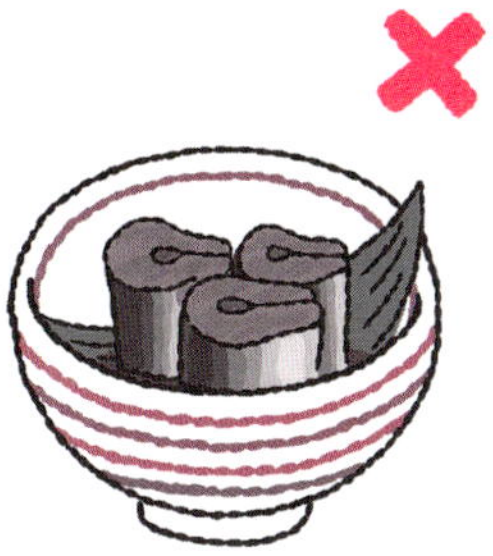

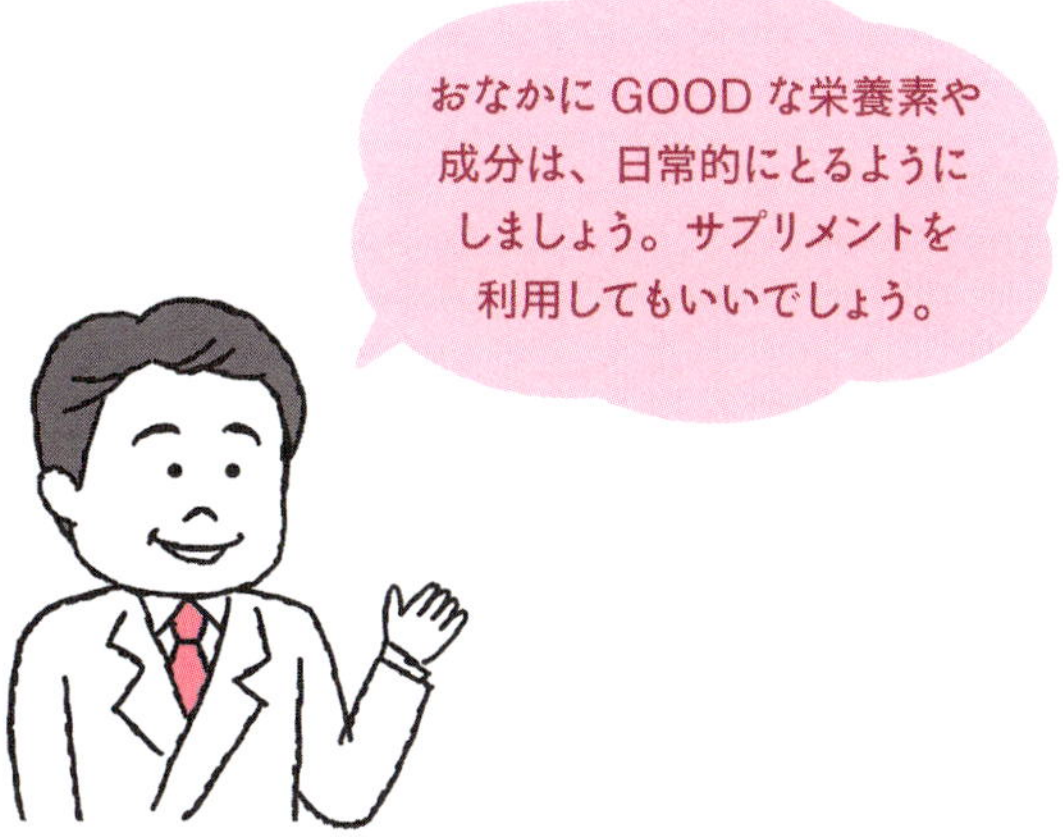
おなかにGOODな栄養素や成分は、日常的にとるようにしましょう。サプリメントを利用してもいいでしょう。

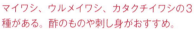

おすすめサプリメント
ビタミンD

ビタミンD_3は、魚肉の肝臓や卵に含まれるビタミン。紫外線をあびたときに皮膚で活性化し、ウイルスを殺す作用のある「カテリシジン」というたんぱく質を誘導。インフルエンザなどの感染症の予防に効果があることが知られています。最近ではビタミンD_3の分解産物に、抗ピロリ菌活性物質が見つかり、胃炎予防効果も。食べものからでは有効量に達しにくいため、サプリメントでとるのがおすすめです。

絶対避けるべき　胃を痛めつける食べもの

胃に悪影響を与える食べものがあります。胃がんを発生しやすくしたり、潰瘍を起こしやすくしたりする食べものや、また消化運動を低下させる食べものです。

もっとも気をつけたいのは高塩分食です。おなかにピロリ菌がいなければ問題ないのですが、ピロリ菌がいる場合は危険。胃がん発症の直接的な原因になります。

これは東北地方の調査で判明しました。米の産地である東北地方には胃がん患者が多かったのです。詳細な調査の結果、問題なのは米ではなく、つけものや塩焼きの魚などの高塩分食だったことがわかりました。

強い発がん作用がある
肉・魚のこげ

動物性たんぱく質が高温調理によってこげると、発がん性のある「ヘテロサイクリックアミン」という物質に変質する。実際がんになるほど、こげを大量にとることはないが、胃には悪影響なので避けたほうがいい。

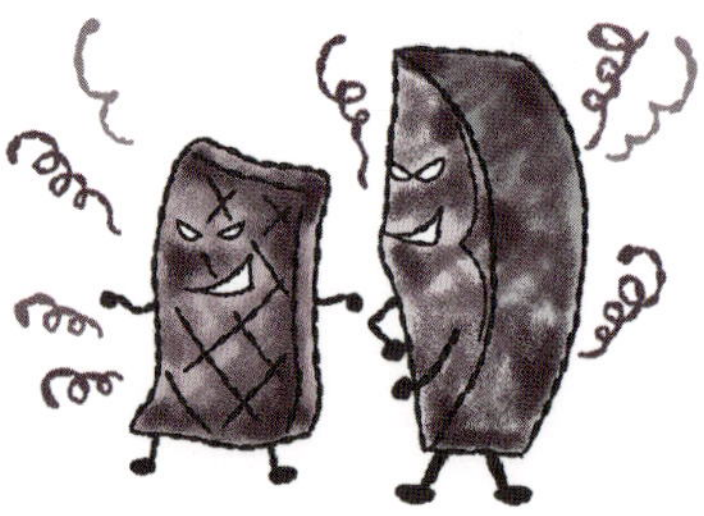

胃の入り口部分のがんを増やす
アルコール

アルコールの大量摂取は、胃の入り口部分の食道がん(P53)、肝がんと関係がある。飲むなら日本酒は1合。焼酎0.6合、泡盛0.5合、ビール大ビン1本、ワインならグラス2杯（240ml)、ウイスキーならダブルで1杯。

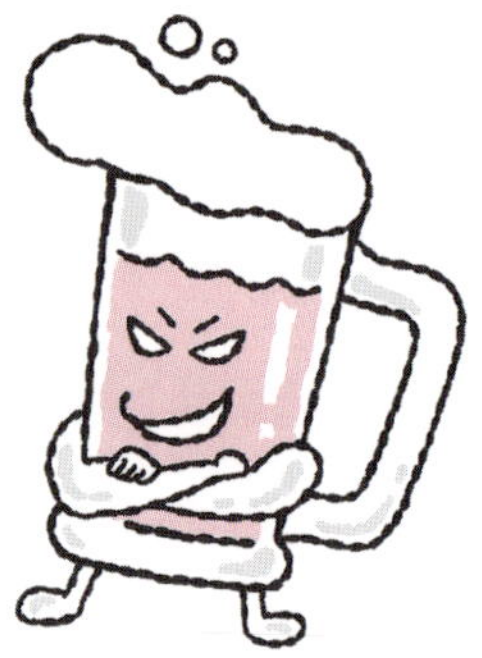

胃がんを増やす最悪の組み合わせ
野菜のつけもの＆魚

野菜のつけものと魚をいっしょにとると、つけものに含まれる硝酸塩と、魚に含まれる第2級アミン類という成分が組み合わさり、体内でニトロソ化合物を合成。これが胃がんと関連があるのではないかと考えられている。

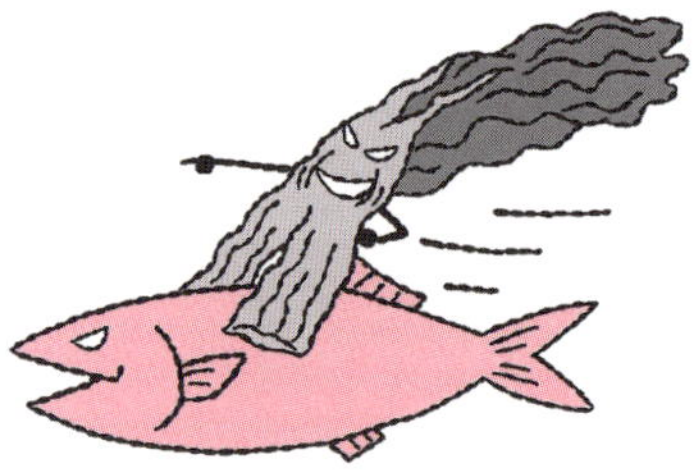

ピロリ菌とのタッグで胃がん増加
塩分

ピロリ菌保菌者が高塩分食をとると、非感染者の3倍胃がんを起こしやすい。秋田、岩手、山形、新潟では胃がんが多く、これはつけものや塩焼きの魚を食すためだとわかっている。

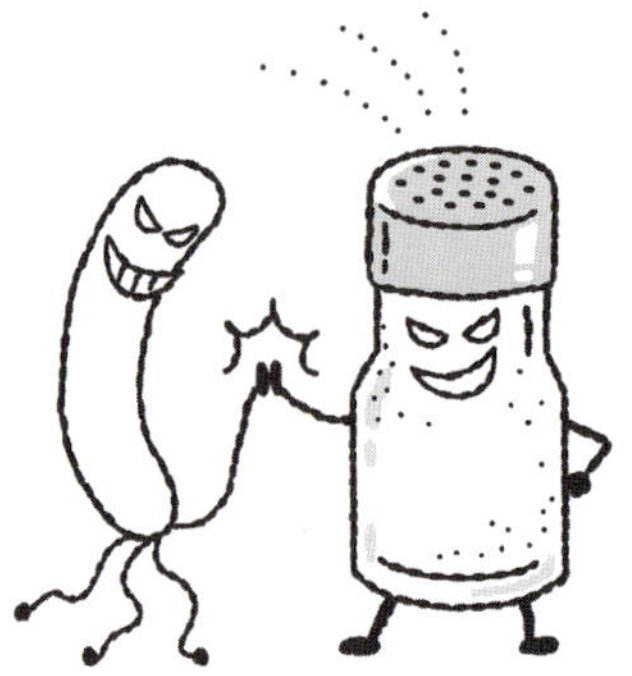

番外編

潰瘍を招く
タバコ

タバコは発がん性物質を含むだけでなく、全身の血流を低下させる。胃の消化運動も低下し、胃粘膜に潰瘍ができやすくなる。

胃の血流がわるくなる
冷たいもの

冷たいものをとりすぎると、自律神経が乱れたり、胃の血流がわるくなり、消化の妨げに。下痢などの原因になりやすい。

がんを防いで胃にもやさしい食べもの

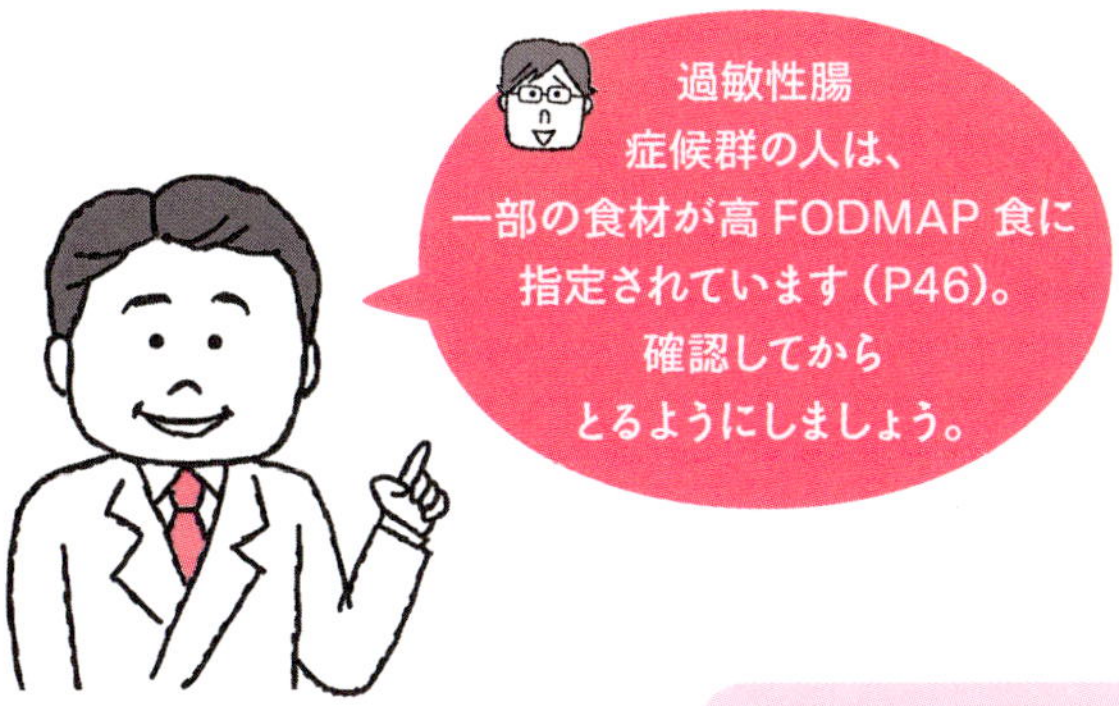
過敏性腸
症候群の人は、
一部の食材が高 FODMAP 食に
指定されています（P46）。
確認してから
とるようにしましょう。

デザイナーフーズ・ピラミッド

1990 年に米国国立がん研究所が発表した、がんを予防し、健康によい成分を含んだ機能性食品（ファンクショナルフーズ）。３段階のランクに分けられ、ピラミッドの上の層ほど効果が高い。

ニンニクはマルチ作用の男性ホルモンを増やす

高機能食品。含硫アミノ酸が豊富で、抗酸化＆抗メタボ作用もある男性ホルモンのテストステロンを増加させる。ただし、生ではなく加熱して食べること。

茶カテキンにはピロリ菌をおさえる効果も

緑茶に含まれる茶カテキンには、動脈硬化予防、がん抑制効果がある。ピロリ菌をおさえたり、腸内の悪臭代謝物を減少させる効果も。

タマネギも高機能食品。肝臓病予防にも

ニンニク同様に含硫アミノ酸が豊富。脂肪肝を改善するケルセチンも含む（P66）。生ではテストステロンを増やす効果が落ちるので、カット前にまるごと電子レンジで加熱し、調理するのがコツ。

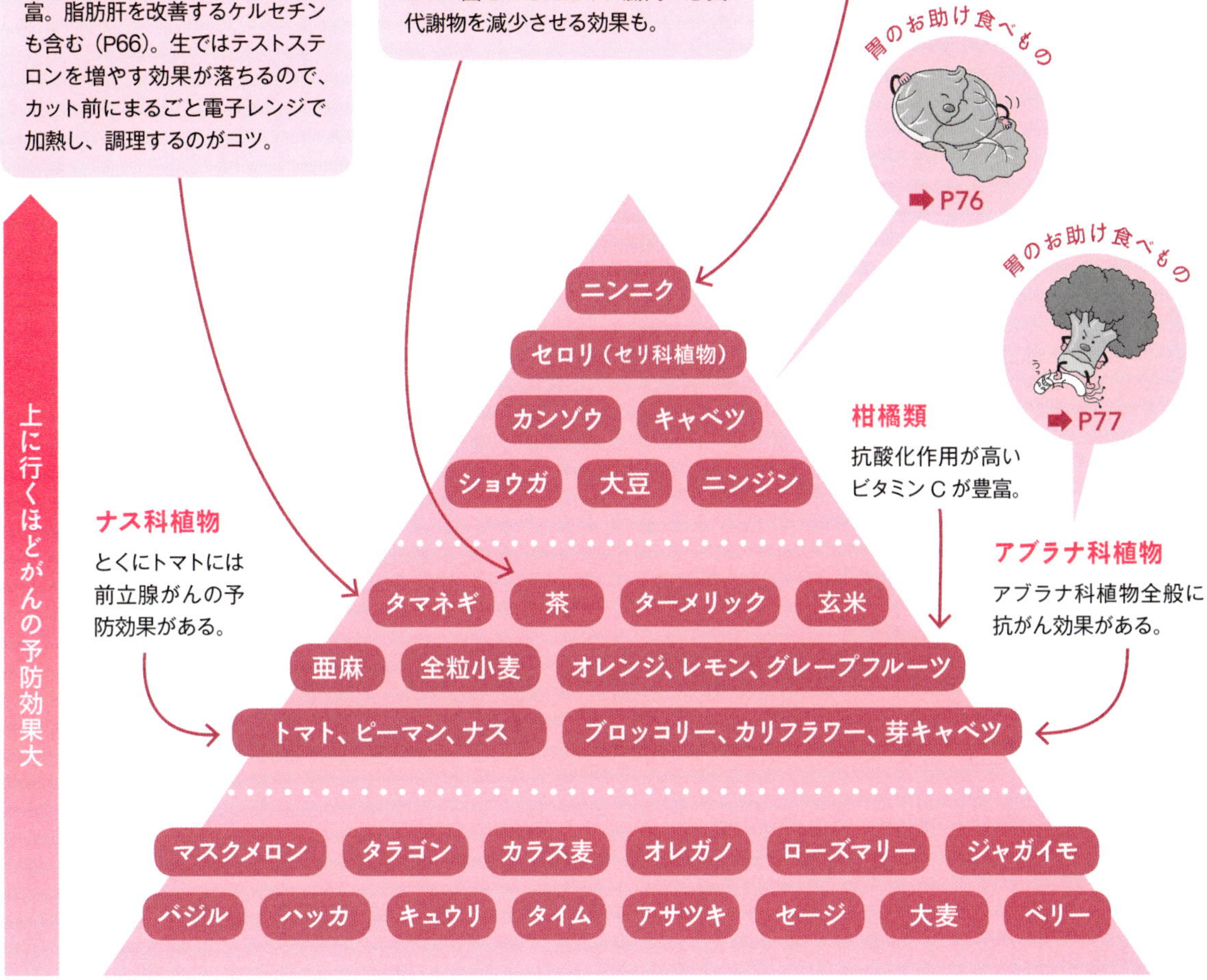
上に行くほどがんの予防効果大
胃のお助け食べもの
➡P76
胃のお助け食べもの
➡P77
ニンニク
セロリ（セリ科植物）
カンゾウ
キャベツ
ショウガ
大豆
ニンジン
タマネギ
茶
ターメリック
玄米
亜麻
全粒小麦
オレンジ、レモン、グレープフルーツ
トマト、ピーマン、ナス
ブロッコリー、カリフラワー、芽キャベツ
マスクメロン
タラゴン
カラス麦
オレガノ
ローズマリー
ジャガイモ
バジル
ハッカ
キュウリ
タイム
アサツキ
セージ
大麦
ベリー
ナス科植物
とくにトマトには前立腺がんの予防効果がある。
柑橘類
抗酸化作用が高いビタミンＣが豊富。
アブラナ科植物
アブラナ科植物全般に抗がん効果がある。

米国国立がん研究所「デザイナーフーズ」をもとに作成

米国国立がん研究所では、がんや生活習慣病に効果の高い食べものを「デザイナーフーズ・ピラミッド」というピラミッド形の一覧表にして発表しています。

このピラミッドをよく見てみると、最上位に胃によい食べもの「キャベツ」、また次のランクに「ブロッコリー」が入っていることがわかるでしょう。ほかにも、これまで紹介してきた病気に効果のある食材がいくつか入っています。

胃によい食べものをとるようにすると、がんや生活習慣病予防にもなるということです。

逆に言えば、不摂生をつづけ、脂肪分の多いものを食べたり、野菜をとらないでいると、まず胃がやられます。「おなかの不調」を軽視していると、寿命を脅かす全身の病気につながっていきます。

ふだんの食事もこのピラミッドを参考にしてとるようにしましょう。

気をつけたい　冬&夏の感染性胃腸炎

冬場に多いウイルス性胃腸炎

冬場には、ウイルスに感染することで起こる胃腸炎が多い。
おなかの風邪などと表現される。

ウイルス	特徴
ロタウイルス	乳幼児に多い。**5歳くらいまでの急性胃腸炎**の多くがロタウイルスによるもの。白色の下痢便と嘔吐をくり返す。微熱をともなうこともある。
ノロウイルス	乳幼児から成人まで。**大人がかかるウイルス性胃腸炎のほとんどはノロウイルス**による。**手指、生ガキなどの貝類、生野菜など**からの経口感染が多い。潜伏期間は 24 ～ 48 時間。吐き気・嘔吐、下痢、腹痛。熱が出ることも。
アデノウイルス	乳幼児に多く、夏場のプール熱として知られている。**子どもから大人にうつることも**あり、その場合は季節を問わず、冬でも発症する。発熱、目やに、結膜炎のほか、腹痛、下痢、嘔吐などの胃腸症状が出る。

夏場に多い細菌性胃腸炎

夏場は、細菌に感染することで起こる胃腸炎が多い。いわゆる食中毒。

細菌	特徴
腸管出血性大腸菌（O157）	**生の肉類から感染**することが多い。潜伏期間は４～８日。激しい腹痛、下痢、血便。２週間以内に溶血性尿毒症症候群（HUS）や脳症などの合併症を起こすことがあるので注意。
サルモネラ菌	感染源は**肉類や生卵、卵の殻**。潜伏期間は半日～２日。腹痛、発熱、嘔吐、下痢などを起こす。予防法は加熱調理と手洗い。夏場の卵調理は半熟も避けたほうがいい。
腸炎ビブリオ菌	海水の温度が 20℃以上になると増加する。**魚の皮から感染**することが多い。潜伏期間は 10 ～ 20 時間。食中毒症状のほかにしびれなども。**真水で死滅**するため、魚介類は水道水で洗い流す。
ブドウ球菌	**傷ついた手やブドウ球菌で汚染された手で調理された食べものを通じて感染**することが多い。潜伏期間が２～８時間で食中毒症状が起こる。おにぎりやサンドイッチなどは手洗いが必須。直接触れずにラップ越しに調理すること。
黄色ブドウ球菌	ブドウ球菌の中でももっとも危険。鼻腔や皮膚に存在する菌で、**術後などにかかる**ことが。火に強く、100 度の熱で 30 分加熱しても分解できない。予防としては、食材を扱う人が、手洗いなどで消毒を怠らないことが重要。
カンピロバクター	ブタ、ウシ、ニワトリ、またペットなどの腸管に存在する菌。**食肉、飲料水、牛乳などから感染**することが多い。潜伏期間は５日程度。熱に弱いので加熱処理を。また、冷蔵庫などの中で肉類がほかの食材に触れるのを防ぐ。

冬と夏は、とくに胃腸炎を起こしやすい季節。冬はノロウイルスのようなウイルス性、夏はＯ《オー》１５７のような細菌性が多く見られます。

潜伏期間は種類によっても異なりますが、吐き気・嘔吐、下痢、腹痛、発熱などの食中毒症状が起こります。ウイルス性はほとんどが対症療法です。嘔吐や下痢などは止めずに、体内に入った有毒なものを出すのが先決です。

その際、脱水症状には注意が必要で、水分補給が欠かせません。

細菌性には抗生物質が必須です。

高齢者や乳幼児は自覚症状が少ないまま危険な状態におちいることがあります。かならず医療機関へ。

家庭でできる食中毒対策

食中毒シーズンがやってきたら、食べものが直接触れるまな板や包丁、ふきんなどを消毒液で洗う。使うごとに洗うようにしたい。

消毒液をつくる

❶ 漂白剤で元をつくる

洗ったペットボトル（500ml）の半分まで水を入れ、家庭用塩素系漂白剤を 10ml（ペットボトルのキャップ 2 杯分）加えよくふる。

❷ 水を足しさらにまぜる

まざったら、さらに 250ml 水を加えて、均一にまぜ合わせる。そしてまな板や包丁などを消毒する。

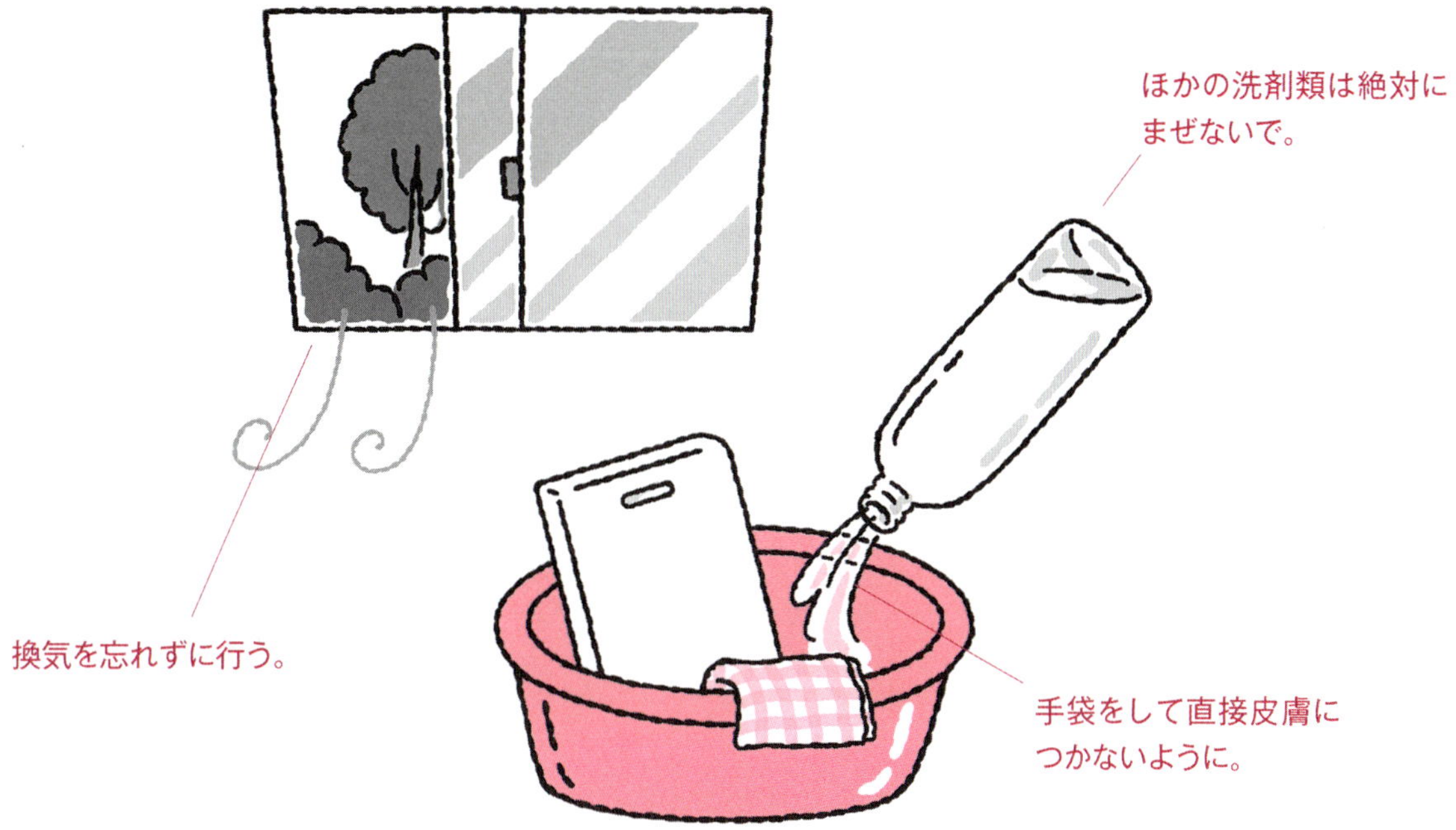
ほかの洗剤類は絶対にまぜないで。
換気を忘れずに行う。
手袋をして直接皮膚につかないように。

症状が出ているときの過ごし方

ウイルスや細菌による胃腸炎は、強い下痢止めで無理に症状をおさえたりしない。ただ個々の体力で治療方針は変わる。放置せずに一度は医師にかかること。

薬 整腸剤で様子を見る

ウイルス性のときは、基本的には乳酸菌製剤などの整腸剤が処方される。下痢は止めないことが多い。細菌性が疑われるときは抗生物質が出される。

水 アルカリイオン水で脱水予防

脱水症を避けるため、下痢や嘔吐が起こったら水分補給。おすすめはアルカリイオン水。ほかの飲料水よりもはやく体内に吸収されやすい。

食 おさまってきたらおもゆから

嘔吐や下痢のときは無理をしないで水分だけ補給。おさまってきたらおもゆから食事を再開。消化にいいものを中心にとる（P75）。

医療はあなたのためにある

私が医師になろうと思ったのは

幼いころに、近所の愛するおじいちゃん、おばあちゃんが次々と

胃がんで亡くなっていったためです。

あまりに多いので「胃がんはうつるの？」と親に聞いたほどです。

当時胃がんの原因は解明されていませんでした。

がんは防ぎようのないこわいもの。

原因もよくわからないし、予防もできない病気でした。

私は大学で胃がんの研究に取り組みました。

そしてピロリ菌による感染症が胃がんを引き起こし、さらに「腸上皮化生」という

胃が腸化するメカニズムについて世界で初めて発表することができました。

大好きだったおじいちゃんやおばあちゃんのいのちを奪った

憎き胃がんを、この手で撲滅できるかもしれない。

無医地区だった故郷に戻り、江田クリニックを開業したのはそのためです。

そして、幼い私を抱いてあやしてくれたたくさんの故郷の人々の

胃がんや大腸がんなどを、早期に診断して救命することができました。

いまは地元の方だけでなく、日本全国や海外からも

多くの患者さんたちがいらっしゃいます。

私は毎日２００人の患者さんに会い、

胃カメラや大腸カメラで検査し、治療をつづけています。

おなかの不調を抱えている人は、

なんらかの問題を抱えています。
でも、別の病院で「原因不明」と言われたり、
きちんと検査をしないまま
「大したことない」と言われ、
放置してしまう患者さんが多いのです。
勉強している専門医にかかり、検査を受けましょう。
昔は原因不明でおそろしい病気だった胃がんですら、
ピロリ菌を除菌して、
予防できる時代になったのですから。
医療はあなたのためにあります。
あなたの毎日を幸せにするためのものです。
あきらめずに、積極的に病院に行ってください。
江田クリニックにやってきた患者さんたちのように
これからの毎日を
爽快な気分で過ごせることを祈っています。

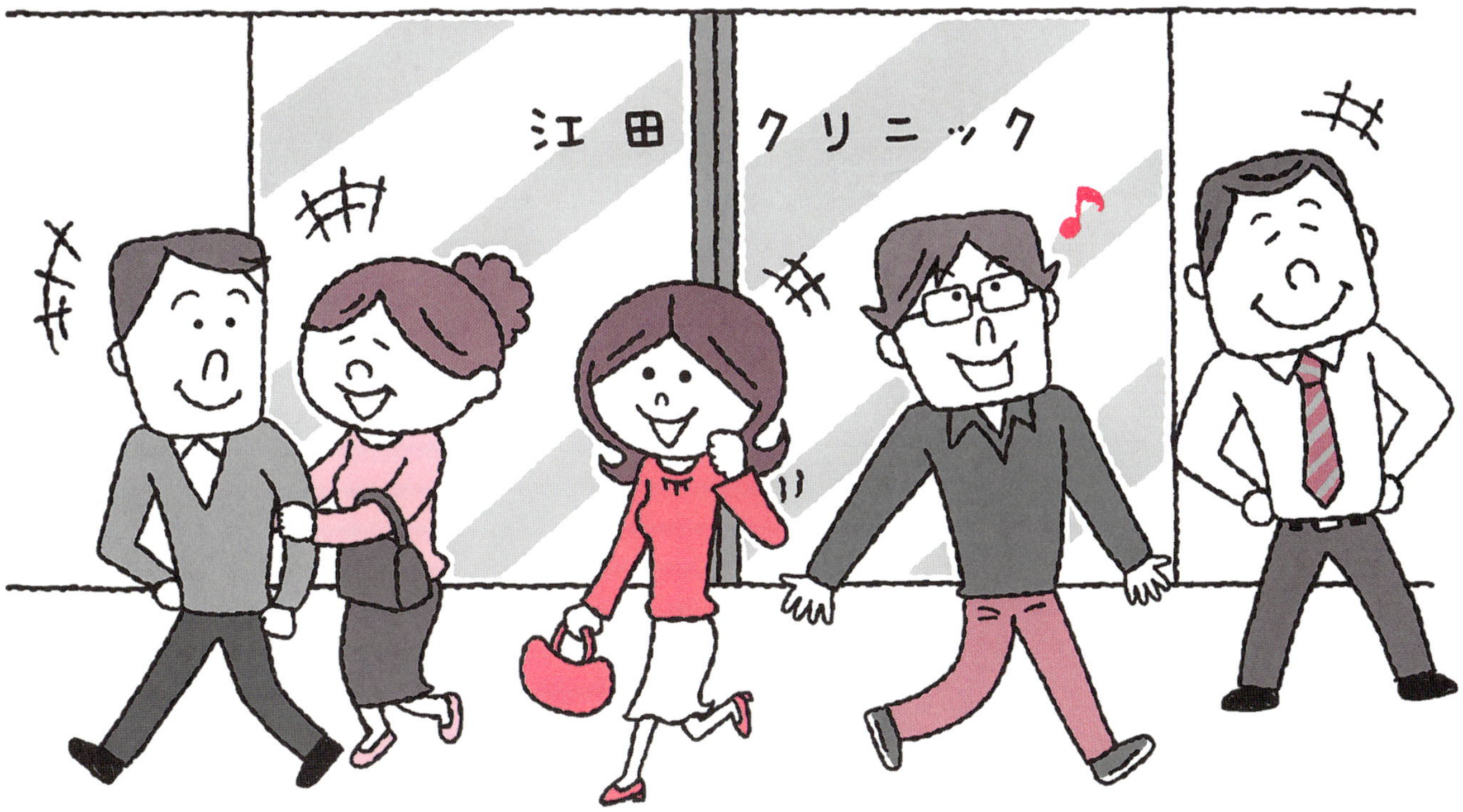

参考文献

『医者が患者に教えない病気の真実』江田証（幻冬舎）

『病気が長引く人、回復がはやい人　胃腸が美しい人は長生きできる』江田証（幻冬舎）

『一流の男だけが持っている「強い胃腸」の作り方』江田証（大和書房）

『なぜ、胃が健康な人は病気にならないのか？』江田証（PHP 文庫）

『イラスト　栄養学総論〈第6版〉』城田知子、田村明、平戸八千代（東京教学社）

写真提供

江田 証（P20、27、53）

STAFF

装幀　石川直美（カメガイ デザイン オフィス）

装画　hiro／PIXTA

装幀写真提供 ©shibachuu-Fotolia.com

michalganski/Shutterstock.com

本文デザイン OKAPPA DESIGN（工藤亜矢子、伊藤 悠）

本文イラスト フジサワミカ

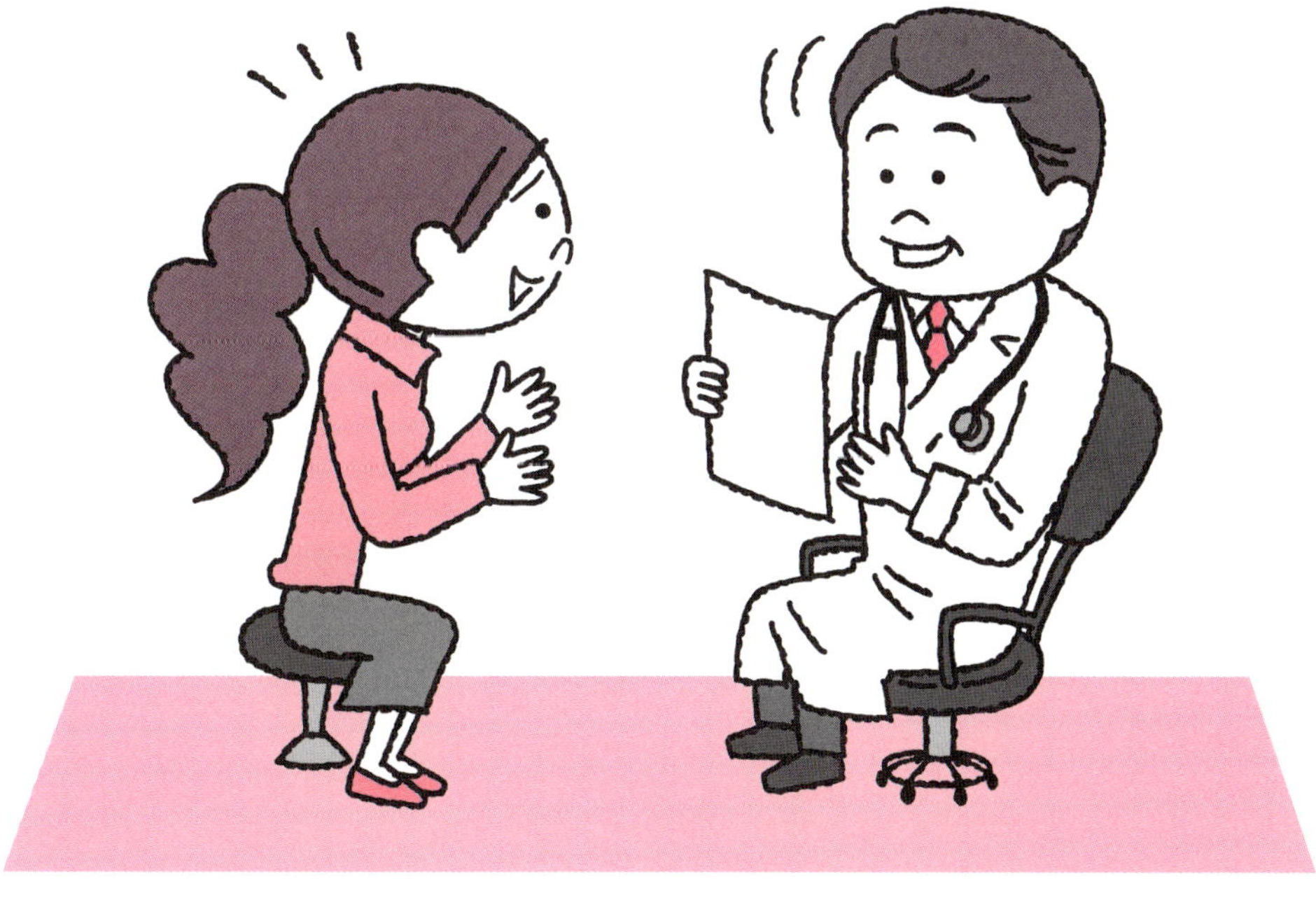

江田証（えだ・あかし）

1971年栃木県生まれ。医学博士。自治医科大学大学院医学研究科修了。医療法人社団信証会江田クリニック院長。日本消化器病学会奨励賞受賞。日本消化器病学会専門医。日本消化器内視鏡学会専門医。日本ヘリコバクター学会認定ピロリ菌感染症認定医。米国消化器病学会国際会員。日本抗加齢医学会専門医。ピロリ菌に感染した胃粘膜において、胃がん発生に大きな影響をおよぼしているＣＤＸ２遺伝子が発現していることを世界で初めて、米国消化器病学会（アトランタ開催）で発表し、英文誌の巻頭論文にもなった。毎日国内外から来院する200人近い患者さんの診療と多数の胃カメラ（胃内視鏡）検査および大腸カメラ（大腸内視鏡）検査をおこなっている。愛する故郷の人々を胃がんで多く失ったことから医師を志す。１人でも多くの胃腸の症状で悩む日本人を救っていくことがミッション。著書に海外でも翻訳された『医者が患者に教えない病気の真実』『病気が長引く人、回復がはやい人』（ともに幻冬舎）、『なぜ、胃が健康だと人生はうまくいくのか』（学研パブリッシング）などがある。

本書は『専門医が教える　おなかの弱い人の胃腸トラブル』（幻冬舎）を加筆・再編集したものです。

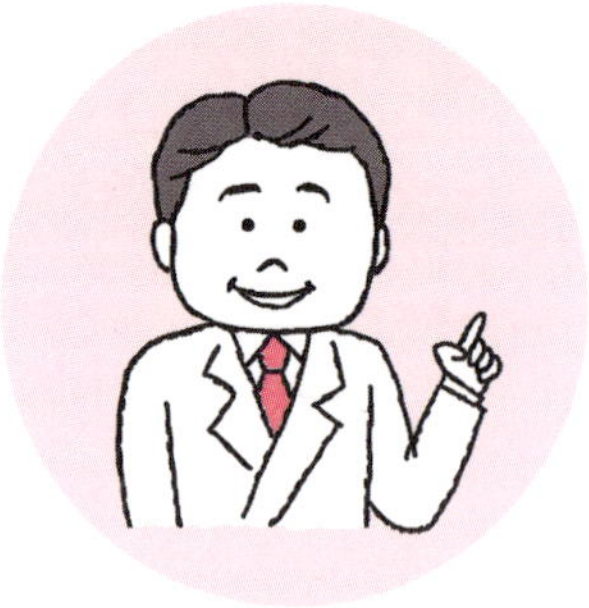

おなかの弱い人の胃腸トラブル

2017年5月25日　第1刷発行

著　者　江田 証
発行者　見城 徹

発行所　株式会社 幻冬舎
〒151-0051　東京都渋谷区千駄ヶ谷4-9-7
電話　03-5411-6211（編集）
03-5411-6222（営業）
振替　00120-8-767643
印刷・製本所　株式会社 光邦

検印廃止

ISBN978-4-344-03113-5 C0095
幻冬舎ホームページアドレス　http://www.gentosha.co.jp/
この本に関するご意見・ご感想をメールでお寄せいただく場合は、comment@gentosha.co.jpまで。